儿童脑开发

全脑开发带来超强学习力

尹文刚 著

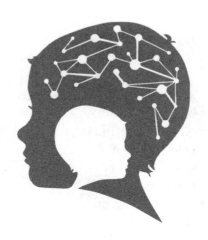

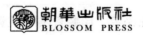

朝華出版社
BLOSSOM PRESS

图书在版编目（CIP）数据

儿童脑开发：全脑开发带来超强学习力 / 尹文刚著
. -- 北京：朝华出版社，2021.10
ISBN 978-7-5054-4840-7

Ⅰ．①儿… Ⅱ．①尹… Ⅲ．①儿童－脑科学－研究②
儿童－智力开发－研究 Ⅳ．①R338.2②G610

中国版本图书馆CIP数据核字(2021)第181257号

儿童脑开发：全脑开发带来超强学习力

作　　者	尹文刚
出 版 人	汪　涛
选题策划	鲁小彬
责任编辑	王　丹
责任印制	陆竞赢　崔　航
版式设计	刘珍珍
装帧设计	主语设计

出版发行　朝华出版社
社　　址　北京市西城区百万庄大街24号　　　　邮政编码　100037
订购电话　（010）68996050　68996522
传　　真　（010）88415258（发行部）
联系版权　zhbq@cipg.org.cn
网　　址　http://zhcb.cipg.org.cn
印　　刷　文畅阁印刷有限公司
经　　销　全国新华书店
开　　本　710mm×1000mm　1/16　　　　　　字　　数　250千字
印　　张　19.5
版　　次　2021年10月第1版　2021年10月第1次印刷
装　　别　平
书　　号　ISBN 978-7-5054-4840-7
定　　价　69.80 元

开头的话

　　身体通过训练可以变得强健，那么大脑呢？有没有可能像进行体育运动一样，通过专门设计的训练，使大脑也像肢体一样得到更好的发展，变得更加聪明，更有创造力，更能适应当今竞争越来越激烈的社会？答案是肯定的，道理和方法就在这本书里。

　　现在市面上讲大脑开发、提升孩子智能方面的书籍五花八门，说明人们对这件事情越来越重视了，但是同时我们也经常听到一些反馈，就是这方面的内容很多，有些书这样说，有些书那样讲，方法各式各样，究竟应该听谁的？这么多的手段和方法，不知采用哪一家的好，有时还很困扰，因为有不少相互矛盾的地方。很多家长和老师都建议，最好是讲些脑开发的基本道理，有什么科学依据？采用的方法有哪些实验和数据的支持？如果明白了其中的道理，开发大脑心里就有数了，选择方法也就容易多了。同时，更为重要的是，懂得了科学的道理后，我们还可以自己开发出新的方法来！这也正是写作本书的一个主要目的。

　　为了达到这个目的，本书便做了这样的安排——把科学理论和教育训练的实践联结到了一起，既有关于脑科学的知识和原理的介绍，又有实际操作的实践，不仅告诉家长、老师、学生做什么、怎么做，还说明白为什么这样做。这样，才能真正实现本书的价值。

　　本书适合的读者对象包括：学生家长，幼儿园、小学、中学和大学老师，各类教育机构的老师，其他教育工作者，初、高中学生和大学生，以及对脑功能开发感兴趣的各界人士。

2021 年 5 月

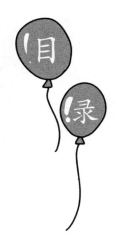

2 | 第二部分 |
脑与关键能力的开发

第七章　脑与感知觉能力开发

第八章　脑开发与运用机能

第九章　脑开发与注意品质培养

3 |第三部分|
脑开发与学科学习力

4 |第四部分|
脑开发与日常培育

5 | 第五部分 |
专业测评与系统脑开发训练

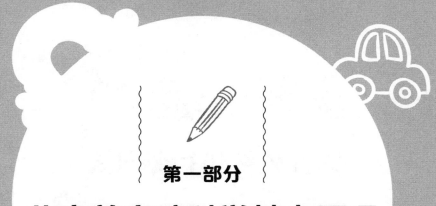

第一部分

儿童养育脑科学基本原理

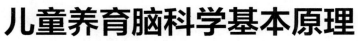

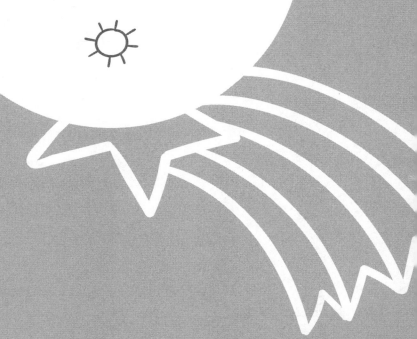

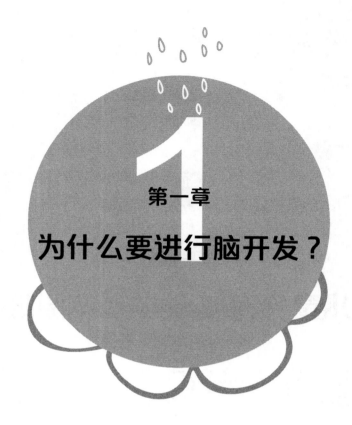

第一章

为什么要进行脑开发？

脑科学提要

☐ 人类的大脑具有高度的可塑性

☐ 大脑可塑性的基础是神经网络的高度可变性

☐ 人们在行为和能力上的千差万别正是大脑复杂的神经网络的表现

1. 人脑可以开发吗？

答案是"当然可以"。四肢肌肉通过锻炼可以变得强健，人脑也一样，只不过表现方式有所不同。人脑的变化不是通过外在形态的变化表现出来的，而是在行为、学业、成就或其他方面表现出来的。

我们先举一个在国际上著名的例子。

卡尔·威特是 19 世纪德国很有名的天才。他八九岁就能自如地运用德语、英语、法语、意大利语、拉丁语和希腊语六种语言；而且通晓动物学、植物学、物理学、化学知识，尤其擅长数学。他 9 岁进入哥廷根大学，14 岁获得哲学博士学位，16 岁又获得法学博士学位，并被任命为柏林大学的法学教授，他 23 岁发表《但丁的误解》，成为研究但丁的权威人物。卡尔·威特之所以这样杰出，并不是因为他有什么特别的天赋，事实上，他刚出生的时候，还被认为有些呆滞，他的成功正是他父亲适时教育的结果。在卡尔还没出生的时候，他父亲就做好了准备，坚信教育会改变一个人。用他父亲的话，"人如同瓷器，幼儿时期好比制造瓷器的黏土"，接受什么样的教育，就会形成什么样的雏形。从现代脑科学的角度来看，这正符合了儿童大脑发展的需求。通过适时的教育，他父亲塑造了一个拥有优秀大脑的人。

其实，满足儿童脑功能发展的需求，在早期对儿童进行教育，古希腊时期的雅典人就已经开始这样做了，但不知是什么原因，这个好的传统却从世界上消失了，取而代之的则是要等到儿童七八岁才开始教育的错误观念。这种观念耽误了一大批人，好在现在我们已经认识到这个问题，并且正在按照脑科学原理积极地

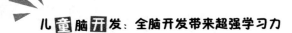
进行纠正。

再举一个例子。

塞德兹博士曾向心理学大师詹姆斯学习过，懂得儿童早期教育的重要性，他不仅最早发现了卡尔·威特的教育成果，把它推荐给了世界，也从中汲取了宝贵的经验。他以自己的儿子为对象，成功地将其培养成享誉全球的天才。他的儿子威廉·詹姆斯·塞德兹，11 岁便以优异成绩考入哈佛大学，15 岁便获得博士学位。

这里还有一个例子。

20 世纪初，美国召开了一次国内世界语大会，会上，M.S. 斯特娜夫人 5 岁的女儿和年过七旬的著名语言学家马库罗斯教授一起用世界语进行了会话表演，参会者为之赞叹不已。而这只是她女儿的才能之一。在斯特娜夫人独特的教育下，她的女儿 3 岁时就可以创作诗歌，4 岁时能用世界语写剧本，5 岁时可以用 8 种语言讲话。斯特娜夫人究竟用了什么样的教育方法，使女儿在这样小的年龄就取得了惊人的成绩呢？

按照斯特娜夫人的说法，她的教育方法受到了卡尔·威特的影响，和卡尔·威特的方法在原则上可以说是差不多的。当然她也有独特的地方，应该说，是在卡尔·威特教育方法的基础上有了进一步的发展。斯特娜认为，教育不应在学校由教师开始，而应在家庭里由母亲开始。在总结自己的教育方法时，她提到，她注重给女儿创造愉快的成长环境，对女儿的教育都是采用游戏的方式进行的。她认为，要想教育好孩子，首先需要真正地理解孩子。斯特娜夫人还特别提到，从一些成功的早期教育例子中，她发现，那些伟大的音乐家、艺术家、文学家、科学家，都离不开早期接受的合理教育。

著名的教育家蒙台梭利在意大利贫民区开办学校，把人们眼中的"笨"孩子培育成优秀的人才，她所创立的独特教育方法，从现在科学的角度看，正是一种脑科学的实践。在蒙台梭利的时代，脑科学研究的发展水平是无法和现在相比的，但是她却在教育中最早应用了符合大脑发展规律的关键期训练法，她的感知觉训练也是脑科学的早期实践。

其实，与上面几个国际著名例子十分相似的是，我国也有着众多的范例。早在两千多年前，孟母就为了孩子的教育而三迁，再到后来，各朝各代，总会发现因接受合理的早期教育而成就辉煌的诗人、画家和书法家。就拿语言能力的发展来说，我们知道，大名鼎鼎的集国学和西学之大成的辜鸿铭，会说9种语言，并且熟练到可以用当地人（即说母语的人）才能明白的语句和措辞来嘲讽他人的失礼，他取得的成就也与他丰富的生活环境和受到的独特教育密不可分。他生于马来西亚的双语环境，从小就接受了来自家庭和亲友的特殊教育，读的是莎士比亚和培根的作品，之后又有机会留学英国。正是这种良好的多语环境造就了多语的人才。

合理的教育不光在学术领域发挥作用，在其他领域也是一样。庄则栋是我国第一个连续三次夺得世界男子单打乒乓球冠军的人，被誉为结束了中美冷战的乒乓外交先锋，他的成功也是因为遇到了伯乐，得益于他的家庭和周围人的精心培养。

上面这些成功事例有一个共同之处，那就是父母的早期教育符合孩子某个方面的需求发展，也符合其大脑功能发育的需要。这些从小就开始进行的相关方面的培养或训练，科学地开发了人脑的潜力。

2. 脑开发的原理是什么？

脑开发成功的案例很多，那么它背后的原理是什么呢？

原理就是人脑的高度可塑性，这种可塑性的基础是人脑的神经网络的高度可变性。

一提到可塑性，人们马上会想到细胞再生，但是这里存在一个事实，那就是神经细胞与躯体其他细胞有一个很大的不同点，恰恰是它们不能再生。

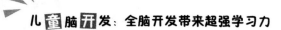

　　既然神经细胞不能再生，那么怎么可塑呢？原来神经细胞与其他细胞还有一个极大的差别，就是它们是通过相互联结而形成复杂的网络来工作的，而这种联结又不是真地融合到一起，而是通过一种中间留有空隙的"突触"来实现的。这种突触会随着外界环境各种刺激的变化而发生改变。而且，突触前的神经细胞还可以通过向空隙释放各种不同的化学物质——神经介质——来影响后一个神经细胞的工作。这些化学介质有多少种呢？现在的研究发现了上百种。

　　神经细胞的数量有几百亿个，每个细胞都可以和其他细胞建立很多这样的联结，有的多达上千个突触。这些联结构成了巨大的、复杂多变的神经网络。可以想见，人脑中可以形成的神经网络是无法限量的，从简单到复杂，什么样的网络都可能存在。这也就导致我们人类的行为千差万别，就像成千上万的人中没有两个长得完全一样的人，人的行为也没有完全一样的。这种千差万别的基础就是人脑的神经网络没有完全一样的。这种网络的形成与单个神经细胞能不能再生的关系就不大了。正是神经网络的可变化性和复杂性才使得我们可以应付各种变化的环境，人脑的可塑性正是由神经网络的可变化性决定的，而且它的变数极大，也就是说可塑性极强。

　　单个神经细胞也许并没有多么复杂，但是一旦通过突触聚合到了一起，奇迹就出现了。我们人类的大脑可以说是自然界中最神秘的器官了。对于这个器官我们现在还有很多现象搞不清楚。上面我们提到人脑的神经元数量有几百亿个之多，这可是个巨大的系统。但是我们至今还是弄不明白，为什么就连分辨香蕉和大蒜的气味这样简单的事情，我们也需要动用为数达600万的脑细胞。这个现象至少提示我们，单个脑细胞并不太重要，也不会多么复杂，重要的是多个脑细胞之间的联系和配合。

　　为方便理解这个道理，我们也许可以用社会性动物的群集智能做个比喻。行为生态学家对社会性动物为什么一定要形成大规模的群体感兴趣，并进行了深入的研究。比如蚂蚁，它们的生存方式是群体性的，以群体的方式觅食和生活。研究发现，单个蚂蚁的行为是十分简单的，但是成千上万只蚂蚁的简单行为却创造了不可思议的生存现实，它们可以非常有效地发现食物，搬运比它们自身重量重数百倍的食物。它们的工作效率让人类感到非常惊讶，而且通过向它们学习，不少跨国大企业找到了解决运输难题的钥匙。

比如，美国西南航空公司在2000年遇到了货运业务的麻烦，尽管飞机的货舱空间平均只利用了7%，但是因为有些机场没有足够的空间来容纳计划装载量的货物，工人们还要花费大量时间把货物搬来搬去。最后，这一难题居然是通过对蚂蚁觅食行为的仔细研究才找到解决办法。蚂蚁告诉了人们什么呢？单个蚂蚁的智能很低，行为规则十分简单，那就是每只蚂蚁只是跟踪另一只蚂蚁留下的痕迹。蚂蚁之间这种非常简单的数以千万计的互动联系，却能让蚂蚁群体从无数条可能的路线中找出接近食物的最短路线，从而解决十分复杂的问题。将蚂蚁的规则和策略运用于西南航空公司，结果货物的转运率降低了80%，搬运工人的工作量减少了20%。蚂蚁的这种群集智能经过了漫长的生物演化，是自然选择、适者生存的智慧规则，我们大脑的复杂性和可塑性似乎也遵循着类似的规则。

3. 语言和文化是脑的可塑性的社会背景

人类婴儿处于不成熟状态的时间远比其他动物要长，这就需要人类掌握一系列复杂的抚养婴儿的技能。这种技能只有在以男女劳动分工和稳定家庭结构为标志的初等社会制度出现之后才能发展。这种劳动分工和家庭结构把女性作为一个照料幼儿生活的哺育者分化出来，使她们能够一心一意地致力于保护没有生活能力、成长缓慢的幼儿。

人类的婴儿在刚生下来的时候是完全不能自立的，是动物界中很不成熟、机能很不完全的幼小动物。如果没有成年人长期的养育和照料，人类幼儿没有能力满足自己的需要而生存下来，以后的发展更是如此。人类社会的变化越来越大，人类的适应行为不像动物那样能够靠本能来完成，人类行为有很大的可塑性，而可塑的行为是学习的结果。

人类后代之所以可以生存下来并不断发展，首要的也是最重要的原因，就在于人类幼儿具有高度发达的接受教育和学习的能力。在这里，人类发明的语言和文化，以及其他符号体系起着非常重要的作用。这些内容作为重要的决定因素，在相当程度上，已经取代了一般的生物学上的遗传作用。正是这种取代才使人类作为一个独特的物种而完全不同于其他动物，也才使人类进化到今天的文明状态。从整个人类的进化过程来看，文化和语言的作用不容忽视；从每个个体来看，早期家庭环境正是人类文化落实到个人的具体体现。

4. 脑开发的系统化研究：神经教育学已经出现

随着民间脑功能开发活动的不断发展，现在学术界对此也重视起来。目前一些发达国家已经出现了专门化的学科——神经教育学。这是 2006 年问世的一门新兴的前沿学科，它研究的就是如何把脑科学的研究成果与教育实践相结合，从而更有效地促进人的全面发展。

现行的教育方法并不十分符合人脑接收和处理信息的过程，其实我们的教学手段、学习方法完全可以通过更加科学的手段来进行，至少没有什么必要靠题海战术来提升学业成绩、提高考试分数。我们可以通过脑科学的方法，让学习变成学生喜好的事情，如此，学习才能更加有效，人脑也才能更好地得以运用，人才也才能真正更快更多地成长起来。

神经教育学目前正在努力将知识的传导和学生的内化过程与神经系统的变化结合起来，通过新的教学手段促进学习的过程，并且尽量把脑科学知识应用到具体的师生互动的教育环节中。

审视你的教育方法

脑科学发展到今天，该用到孩子的教育上了，那么，我们先来看看你的教育方法里有没有用到脑科学的知识。

先问孩子第一个问题：喜欢新东西吗？

再问孩子第二个问题：喜欢学习吗？

最后问第三个问题：喜欢做作业吗？

对于前两个问题，估计绝大多数家长得到的是肯定的答复，对第三个问题的回答绝大多数则是否定的。为什么呢？要知道，孩子天生好奇，喜欢新东西，对学习也并不反感，可是为什么都不喜欢做作业？做作业可是学习的重要手段呀！

这就是没有把脑科学用到教育中的结果。孩子并不知道脑科学的知识，学校也没有用上，家长更不清楚。结果，本来可以很轻松很有趣地做作业，却让大家都不满意，都不高兴。那么，现在就开始改变吧！

（1）可以把写作业过程转变为游戏过程

孩子爱玩，在玩的过程中自然而然就把学习的内容掌握了。比如，汉字可以通过以下游戏的方式来学习和掌握：

可以进行"书空"比赛。"书空"就是在空中写字。家长可以和孩子一起来玩，也可以组织几个孩子一起进行。让一个孩子在空中写出一个字，让其他的孩子来猜，轮流进行，这样就把一个人枯燥的汉字抄

写，变换成多个孩子一起玩的游戏了。

还可以进行拼汉字比赛。找出一些左右结构的汉字，把它们写在纸片上，一般需要十几个有点儿难度的汉字，这样才有趣味。把这些写有汉字的纸片从中间剪开，这样就有了很多写着半个字的纸片。然后，把它们混在一起，让孩子尽快地拼出完整的汉字。

（2）组织孩子们一起做作业

记住：同伴非常重要，千万不要总找成绩比你家孩子好的同学，同伴中一定要有那么一两个不如你家孩子的同学。要知道，孩子都需要鼓励，谁不想好好表现自己呢？只是没有机会而已。当孩子表现突出，夸夸他，奖励他，让他和同伴互相比一比，赛一赛，效果将会让你大吃一惊。这就是脑科学与教育相结合的方式，也是神经教育学中的一个小技巧。

第二章

遗传、环境以及智能的多元化

脑**科**学**提**要

¤ 遗传决定了脑的硬件，但是更重要的是由环境决定脑的软件

¤ 人的智能是多元的，每个人都有自己擅长的领域，关键是要给他机会

1. 硬件和软件哪个更重要？

　　教育对于人才成长的作用正在被科学研究不断证实，为了进一步深入探讨这方面的内容，我们还需要进一步了解人的智能与遗传和环境的关系。

　　在这一方面，人们进行了很多研究，一些人认为遗传起着很大的作用，其中最有代表性的是一名叫高尔顿的英国人的观点。他对几百名有成就的名人和一些普通人进行了比较研究，结果发现名人的家族比普通人的亲属往往更多地出现名人。根据这个结果，他认为天才的出现有着很强的遗传性。不过，这个结论不免过于武断了些，因为名人家族出现更多名人的背后还有很多社会文化和经济条件方面的因素。很明显，名人家的孩子比普通人家的孩子有更多机会获得优良的教育，在社会上也有更多的成功机会。但是，这些因素在高尔顿的研究中并没有考虑进去。因此，很多学者不同意高尔顿的观点，人们找出很多相反的例子证明智能与环境的关系的重要性，并不亚于其与遗传的关系。

　　国外一位名叫霍奇克的人，曾和助手一起研究了 252 名 6~18 岁的儿童，他们对这些儿童先后进行了 14 次智商测定，结果发现，多数儿童的智商都有变化，有的变化还很大，变化最大的可以超过 30 分。这个结果清楚地表明，儿童所处的环境对他们的智能发展起到了相当大的作用。苏联神经心理学家鲁利亚曾对双生子进行过研究，他发现，在幼儿时期，异卵双生子的语言记忆力的差异是同卵双生子的两倍多，而异卵双生子的视觉形象记忆力的差别是同卵双生子的三倍多。异卵双生子比同卵双生子的差别大表明的是遗传的作用，然而，两类双生子在语言和形象记忆方面的差别到了小学阶段就逐渐变小了。这表明，随着幼儿的生长，随着他们与环境的不断接触，环境对他们智能发展的作用就越来越明显，越来越居主要地位。这些是从追踪调查和对照实验的角度进行的科学观察。

事实上，如果细心观察的话，你会在自己同事和朋友的周围，发现很多环境与智能相关的例子。比如说，我们很容易找到父母的智能与子女的智能不相近的情况。有的家庭，父母都是高级知识分子，智能很高，但是子女却学业平平，甚至还有学习成绩低于一般同龄同学的情况；与此相反，有的家庭，父母都没有什么文化，然而子女却是大学毕业生、硕士生和博士生。这些都反映了智能不受遗传制约的一面。现代科学研究表明，智能与遗传确有密切的联系，但同时也与环境因素有着更加不可分割的关联。

对于绝大多数人来说，由遗传造成的智能上的差别很小，而这个很小的差别与人们能够达到的成就水平相比，完全可以忽略掉。那么，是什么造成了不同人在事业和成就上的明显差异呢？正是后天的教育和自己努力的结果。

对于绝大多数正常人来说，关于遗传和环境与脑功能的关系问题，我们还可以用计算机做一个比喻。事实上，人的大脑功能在相当大程度上确实就像一台特殊的高效能计算机。在这个形象的比喻中，遗传可以决定的是脑的硬件部分，环境则决定在这个硬件前提下都包含哪些软件，其中当然包括了各种各样的应用软件。我们现在看到，对于工作和学习来说，计算机在硬件上的差别几乎可以忽略不计，人们更关心的反而是各种各样越来越复杂和完备的计算机软件。正是这种软件上的差别，才让使用者能够完成不同的工作，创造不同的业绩。

2. 脑的潜力到底有多大？

一百多万年前，非洲大陆开始出现人科动物，人类历经沧桑，逐渐演化，在漫漫历史长河中，创造了无数的文明和奇迹。随之而来的是一个令人深思的问

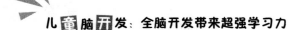

题：人类有多大的能力？

看看我们的周围，人与人之间的差异随处可见。就拿语言来讲，虽然大多数人一辈子只说一种语言，但是有的人却可以说几种甚至十几种语言，差别似乎只在于是不是认真去学语言了。再拿计算来说，一般人很少能在一两秒钟内完成两位数乘法的心算，但是那些经过了训练的人的计算速度却可以和电脑的运算速度相媲美，这种差别虽大，却也可以用有没有经过训练来解释。

两万年前人类的大脑和我们现在的脑结构已经没有什么区别了，但是人类文明却是在近四千年创造出来的。人类大脑的潜能似乎刚刚得到了发挥，还有多少潜能没有发掘出来呢？这个问题很难有准确的答案。因为随着科学的进步和脑科学研究技术的不断发展，人们对人脑这个神秘器官的认识也在不断深入，发现人脑可以开发的内容越来越多，对人脑潜能的估量也越来越大。我们对脑的了解越来越多，认识也越来越深入。比如，集群智能现象；人脑与机器虽然有本质性差异（一个是系列化运作，另一个更多的是同时性运行），但两者可以相辅相成、相映生辉，等等，这些发现都不断地凸显出人脑的巨大潜力。

比较容易估量人脑潜能的一种方法是分析它的记忆容量。人脑具有庞大的记忆容量，若用信息单位"比特"来估量，那么，人脑每秒钟就能接受10亿比特的信息。当然，这些信息不会都被记住，但即使只有1%的信息被保留下来，人的一生能记忆的信息量也高达 10^{16} 比特。10^{16} 有多少呢？它是 100 亿的 100 万倍。这样看来，人脑的信息容量要比首都图书馆还大上百倍。

对于脑的潜力到底有多大这个问题，目前还没有一个比较肯定的答案，只能用非常巨大来形容了。开发大脑实在是大有可为，前景无限。

说到这里，你可能要问，人脑为什么会有这样大的潜力呢？原因主要在于脑的可塑性。我们先来看一个实际的例子：

我们知道，大脑分为左半球和右半球，左半球负责右半身的感觉和运动，右半球负责左半身的感觉和运动。更为重要的是，人的各种认知机能在大脑两半球中各有侧重。

言语活动主要由左脑负责，而视—空间性的活动、形象性的认知操作过程，比如看地图、画画等，则主要由右脑掌管。有一种手术，是将一侧大脑半球完全切掉。少了一半大脑的人还能像正常人一样生活和工作吗？

这些年，我们研究团队收集了二十多例因手术切除了一侧脑半球的病人的资料。出乎人们的想象，这些人中还有人考上了大学，学有所成。对这二十多位只有半个大脑的病人，我们研究团队做过系统的测评，其中相当大一部分人确实同正常人一样思考和行动，测评的结果显示他们大脑的许多认知功能是正常的。这些人的现实生活和行为表现证明只有一半大脑的人仍然可以完成各种各样复杂的智能活动，原因就在于大脑的可塑性：一个脑半球代偿了整个大脑的认知机能。当然，其中也有一些有障碍的人，不过障碍是可以克服的，关键是要找对教育和训练的方法，要针对他们大脑的实际情况进行，不能用传统的方法。只要方法找对了，大脑的机能是完全可以代偿的。

下图是一个经过我们教育训练而获得成功的只有半个大脑的孩子的 CT 片。可以看到，有将近一半大脑是空的。

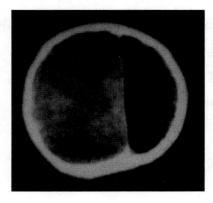

图 2-1　CT 片，半个大脑，右侧深色部分是切除后的样子

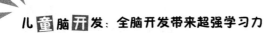

这个孩子在小时候做了手术，原因是患有癫痫，一侧肢体经常抽搐。因为癫痫不断发作，他无法上学。为了减少抽搐，缓解病情，医生切除了他的左侧大脑半球。本来就有癫痫，现在两个大脑半球又少了一个，孩子还有可能正常学习和生活吗？人们自然对他的脑功能担忧，认为很多功能肯定都丧失了，普通学校还是没有收他，家长也想当然地把他送进了特殊学校。在特殊学校，他表现不错，老师虽然觉得他的智力好像还可以，但一想到他只有一半大脑，也自然而然地把他当作智力低下的孩子进行教育。

大脑只有一半，对脑的机能是有一些影响的，不过这个孩子不像人们想象的那样在言语机能方面存在困难，真实的情况是他在数学方面有一些困难，这样学校就更加相信他的智能不行了。他就这样在特殊学校待了整整 11 年。离开学校后，虽然言语和其他方面的机能和正常人差不多，但是计算能力还是不行。家长很担心他以后的生存问题，因为如果连数钱都不会，那将来还能从事什么工作呢？于是，孩子的父母向我们提出了疑问和要求：孩子的计算能力能不能得到提高？

在对他的脑半球和认知机能进行详细测定后，我们找到了问题的关键所在：不是计算机能本身的问题，而是短时记忆[1]空间有问题。针对这个关键环节，我们设计了相应的训练方案，经过近一年的训练，孩子的短时记忆从原来的 3 位扩大到 10 位。结果，奇迹出现了，他完全可以心算两位数乘法，而原来困扰着家长和老师的数钱问题也不存在了。

这说明，只要找对了环节，只有一个大脑半球的人也可以获得正常人的各种机能。这也说明脑的可塑性是极强的。

1　短时记忆：又称操作记忆或工作记忆，是指信息一次呈现后，保持时间在 1 分钟之内的记忆。

3. 智能是多元的，谁都能成才，孩子的未来就在你的手中

脑的潜能问题还涉及多元智能理论。这个理论改变了以往对人的能力的看法，大大开阔了我们的眼界。

1983 年，美国哈佛大学的发展心理学家加德纳教授依据实验心理、心理测量、特殊教育、儿童发展以及神经心理等多方面的大量研究资料，特别是通过神经心理学许多关于脑与心理的关系的临床研究，提出了令世人震惊的观点：我们人类的智能不是单一的，而是多方面的，或是多元化的，至少包括了以下八个方面的智能：

（1）逻辑—数学智能，指的是人的逻辑推理、运用数字和计算的能力；

（2）语言智能，指的是人对语言的感知和表达能力；

（3）空间智能，指人对空间事物的认知和操作能力；

（4）音乐智能，指人对音乐的感知和表达能力；

（5）人际智能，指人对人们之间关系的认知，对他人情绪的感知和理解，以及由此做出适当反应的能力；

（6）躯体—运动智能，指人对躯体活动和运动技能的掌握和运用能力；

（7）内省智能，指人对自我行为和情绪的认知和调整能力；

（8）认识自然智能，指人对自然的认知能力。

人的智能是这八个方面的复合体，因此对一个人的智能是比较难进行评估的，因为你要考虑所有方面。在某一方面有问题的人不一定就是智能不好，他很可能在另一方面很优秀。比如，有的人在言语表达能力方面有些问题，不善言辞，表述能力差，但具备了极强的逻辑推理和数学技能。数学家陈景润就是一个很好的例子，他高度发达的逻辑和数学能力使他能够解决哥德巴赫猜想这样的绝顶难题，成为世人公认的数学天才，却因言语表达技能欠佳而讲不好中学的课程。达尔文在记忆力方面有些问题，所以干什么都要用笔记下来，但这并不妨碍

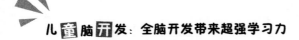

他提出生物进化论，成为一位伟大的科学家。当然这些是比较特殊的人物，但是在现实生活中，我们也见到过虽然不像这些著名人物那样杰出，但在性质上却类似的智能发展不平衡的事例。事实上，这种情况是相当多的。这类事例的大量存在，表明我们智能的八个方面并不是平衡发展的，人总有他最擅长的领域，一个方面的不足，并不表明他的智力就有问题。

特别值得注意的是：每个人出生时都具备这八方面智能的潜力，只是后天所受的教育和各种环境限制了某些能力的发展。我们现在要做的正是把这些潜能发掘出来。

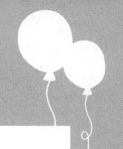

 | ## 重新认识、了解你的孩子

既然我们的大脑具有这么大的潜力，而且这巨大的潜力正有待你的开发，那我们就着手做吧。机会难得，时不可待。

（1）重新认识和了解你的孩子

对你的孩子树立起信心，相信他一定会在你的教育下成功。我们先来做个填空练习。

想一想：你的孩子在（　　　）方面明显地比别的孩子强，在（　　　）方面好像也很不错。

表扬这两个方面，夸夸他，给他更多的机会表现自己。

想一想：你的孩子对（　　　）很有兴趣，他好像还喜欢（　　　）。

给他更多的时间做这两方面的事情，如果可能的话，和他一起来做一做。让他的能力充分发挥出来，也许他的潜力会让你大吃一惊，你需要重新认识他呢！

（2）找出你在教育孩子方面的思想定位

现在思考一下，在下面这条线段上，依据你对孩子的教育情况，找出你的定位，即：你所做出的努力如何？你认为你在对孩子智能发展方面的观念是什么？你认为遗传和环境哪个更重要？在实际生活和教育活动中，你是怎样操作的？

从遗传和环境两方面，给自己的观念和实际做法找出一个形象的定位。

遗传 ———————————————————————— 环境

　　如果你认为遗传因素更重要，那么你需要改变一下了，在教育孩子方面你还没有做出足够的努力，你在潜意识里可能觉得教育起不到什么作用。也许你觉得，孩子的智能如何，出生那一刻就已经基本决定了，后来的努力并不能改变什么。这种想法是错误的，快快转变一下，给孩子提供更好的发展环境吧，相信你的努力是值得的。遗传决定的仅仅是脑的硬件，而对于孩子最有意义的却是脑的认知机能，是大脑的软件，这些软件只有在良好的环境下才能得到充分发展。在良好的环境下，你的孩子会成才的。

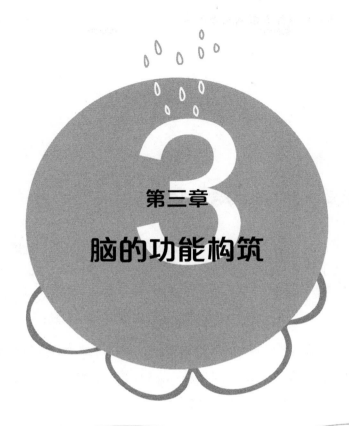

第三章

脑的功能构筑

脑科学提要

¤ 人脑有几百亿个神经元

¤ 神经元之间借助突触可以形成各式各样复杂的神经网络

¤ 人脑具有极其复杂的解剖结构和功能构筑

¤ 大脑有四个主要的脑叶：额叶、颞叶、顶叶和枕叶

　·额叶负责计划、组织、运动和言语表达

　·颞叶负责听觉信息的处理

　·顶叶负责躯体感知和各种感知觉的联合

　·枕叶负责视觉信息的处理

¤ 四大脑叶发育成熟的顺序是：枕叶—顶叶—颞叶—额叶

¤ 人类的各种认知功能分别由不同的脑叶和脑区主管

¤ 人类的大脑还可以按照功能分为第一基本功能区、第二基本功能区和第三基本功能区，这三大基本功能区是人类各种认知活动的基础

¤ 开发各项认知功能就是开发大脑的功能代表区，脑功能开发是一个系统工程

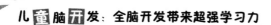
1. 为什么要讲脑的功能构筑？科学脑开发从这里开始！

在这一章，我们要介绍一些关于人脑基本结构和功能的知识，谈一谈我们现在了解到的关于神经细胞和脑的组织结构、大脑的分工和基本功能构筑。

家长和教师可能会问：讲这些做什么呢？我们需要了解这些吗？我们又不是搞研究的，我们关心的只是如何让孩子的大脑更发达，仅此而已。

对，我们也是这个目的，正是为了让家长能够真正掌握教育和训练孩子的科学方法，真正让孩子的大脑发达起来，所以才应该多了解一下我们的大脑。要知道，这才是科学开发大脑的前提。

想一想，如果你不清楚脑是怎样构成的，开发了半天，不知道脑的哪个部位受益了，哪个部位发达了，那不就是无的放矢吗？这可以和体育训练做个比照。科学的体育训练绝不是盲目的锻炼，而是很清楚训练的是哪个部位，甚至是哪组肌肉群，只有这样才能培育出合格的运动员。现在的健身运动也是这样，使用哪种器械，锻炼的是哪些部位，都很清楚。对于大脑更应该如此，只是由于人脑太复杂，对它的了解不像对身体其他部位的了解那么容易，加上脑科学知识的普及性不够，人们往往容易忽略这一点。随着脑科学的发展，我们可以比较明确地知道自己在做些什么，了解大脑也就成为科学开发大脑的第一步。

2. 脑的基本组织结构

就像人体的其他器官一样，人脑的基本构成单位也是细胞。构成人脑的细胞可以分为两大类：一类是建构我们的大脑并使其产生神奇作用的功能性细胞，信息处理就是由这类细胞进行的，我们称它们为神经细胞；另一类是维系神经细胞活动并为它们提供营养和支持作用的细胞，称之为胶质细胞。

（1）神经细胞

神经细胞还有个更专业的名字，叫神经元。之所以称它们为神经元，是为了把有功能作用的神经细胞和负责营养和支持的其他细胞区分开来。作为人脑信息处理的基本功能单位，神经元具有一些独特的构造，它的细胞体上长有一些突起，这些突起分为两种：一些突起数量比较多，个头比较小，叫树突，是负责接收信息的；另一些比较长，个头也比较粗大，叫轴突，是负责往外传出信息的。这些突起与信息传导密切关联。一个神经元就是由神经细胞的胞体和长在它上面的树突和轴突构成的。

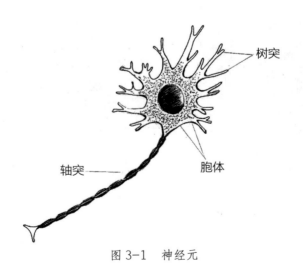

图 3-1　神经元

神经元与神经元之间是互相联系着的，但是它们之间的联系方式很有特色：它们并没有真的接触到一块，并不是实实在在地互相接触在一起，而是以一种电化学的方式通过一个极细微的空隙相互联结到一起的。神经元之间这种特殊的联系方式，我们称之为突触。一个神经细胞可以从别的细胞那里接受多达几千个突触的信息输入。而这些信息输入到达神经细胞的部位在树突、胞体和轴突上的分布又各不相同，从而对该神经细胞产生的影响也不相同。

一个神经元输入的神经信息在时间和空间上呈现出复杂多变的形式，这也正是人类脑功能活动多样性的基础。神经元对输入的信息具有在时间上和空间上进行整合的机能。它每时每刻对位于细胞不同部位的突触输入的信息进行加工处理，从而决定其输出的强弱，这个过程也叫整合作用。正是通过这种整合作用，几百亿个神经元在人脑中夜以继日地进行着亿万个神经连接，处理着无数的信息，执行着脑的各种机能。

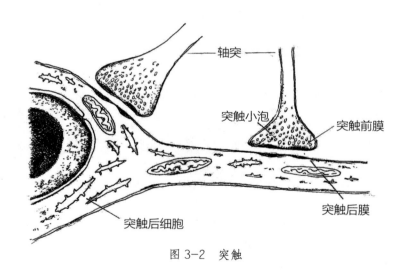

图 3-2 突触

（2）大脑皮层

人脑中神经细胞最密集的一个地方就是大脑皮层，这是一个与我们人类智慧密不可分的部位。

大脑皮层是覆盖在我们大脑上的一层薄薄的物质，厚度各处不一，平均厚度为 2.5 毫米，总重量约为 600 克，占了整个大脑重量的 40%。大脑皮层覆盖了大脑的全部表面，它有一个突出的特点，就是上面有很多的褶皱，这些褶皱的形成是大脑皮层面积增大的结果。这就好像是将一张很大的纸揉成一个纸团一样。表面上看，大脑皮层好像没有多大，但若将其展开，把褶皱铺平，面积可达 2200 平方厘米，其中 1/3 露于表面，另有 2/3 位于褶皱里面。这些褶皱在大脑的表面上形成了深浅不等的沟，较深的沟叫作"裂"，沟裂间的隆起部分称为脑回。人类大脑表面上的沟回很多，这是人脑很重要的一个特征。一般来说，沟回的多少与智能的高低密切相关，沟回越多，智能也越高。

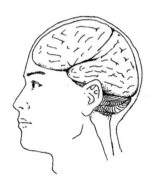

图 3-3　大脑的表面

（3）血脑屏障

这是脑的保护系统，也是血液给脑提供营养时一个不可忽略的重要环节，因此我们需要对它有所了解。

脑对血液的需求很大，脑的重量虽然只占到人体体重的 1/50，但脑的血液供应量却占到全身的 1/5。这是因为脑本身几乎没有储存物质的能力，脑活动时需要的大量能量只能高度依赖于稳定而丰富的血液供应。但是，我们的脑又是一个很敏感的器官，有害的物质很容易使它受到破坏，我们每天吃的和喝的东西里有不少对脑不利的东西，这些东西很快就进入了血液里，可是我们的脑却安然无

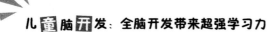

差。什么原因呢？这是因为我们的脑有一种自我保护机制，这种保护机制就叫血脑屏障。

什么是血脑屏障呢？这要从我们脑和脊髓的毛细血管的构造说起。脑和脊髓的毛细血管的构造与其他器官的毛细血管不一样。在其他器官内，由内皮细胞构成的毛细血管的血管壁上有张开的小孔；另外，内皮细胞与内皮细胞相连接的地方还有缝隙。这样，毛细血管里面的物质就会通过这些缝隙和小孔渗出，内皮细胞自身也会吞噬血液中的物质，并对这些物质进行运输，或是将它们吸收到血管里面，或是把它们排放到血管以外。脑和脊髓的毛细血管上的内皮细胞不一样的地方在于：

①内皮细胞的小孔不是开放的，而是闭合的；

②内皮细胞与内皮细胞之间的细胞膜互相融合，没有什么缝隙；

③内皮细胞也不像其他部位的毛细血管那样具有吞噬和排放血液中的物质的功能；

④内皮细胞的外侧还有一层膜，这层膜被神经胶质细胞（就是前面提到的神经支持性细胞）的突起包围着。

这些特殊的构造有什么功能呢？它们使得物质在这里难以自由交换，使脑对物质有了选择性，只有那些经过选择的物质才能进入脑内，让脑只吸收那些符合条件的特定物质。所以，它实际上起到了一种保护脑的作用。正因为这样，脑和脊髓处的内皮细胞的特殊构造就被称为"血脑屏障"，意思就是说，这里有一道在血液和脑之间的护栏，它们形成了我们脑的警卫系统。

血脑屏障对于我们的脑安全是很重要的，它可以有效防止许多有害物质进入我们的脑。不过，它并不能阻挡所有有害物质，比如酒精就可以很顺利地通过血脑屏障。我们喝了酒，马上就有点上头的感觉，那就是因为酒精通过了血脑屏障，对脑产生了作用。还有一些毒品也很容易就闯过血脑屏障。

所以，我们不能因为有了血脑屏障就大意，对于那些对脑有害的物质始终是要多加防备的。

事物都是一分为二的，血脑屏障虽然可以保护我们的脑，但它的存在也在一定程度上制约着脑对血液中物质的利用。如果你研究出了一种对脑很有好处或对某种脑病很见效的药物，你首先要考虑的就是这种药物是否能够通过血脑屏障进入到脑中，否则就是再好的药物，过不了"门卫"这一关，也是没有用处的。

3. 大脑是怎样分工的？

我们的大脑分为左右两个半球，每个半球又分为四个脑叶，即位于前部的额叶，位于后部的枕叶，位于中上部的顶叶和位于中下部的颞叶。大脑的左右半球各有不同的机能，每侧半球的各个脑叶也都有不同的分工。这是大脑在漫长的生物演化历程中逐渐发展形成的机能分化，只有如此，才能保证大脑最有效地接收、加工和处理外界的各种信息，保障人在复杂的环境中生存和发展。

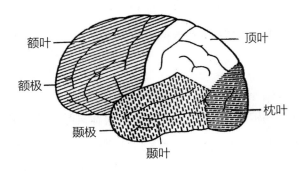

图 3-4　大脑的外侧面和各个脑叶

大脑左右半球的差异是一个专门的话题，它对我们开发大脑有着特别的意

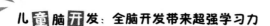

义，我们在后面会详细地专门讨论。这里我们先来看一下各个脑叶的不同机能。

（1）枕叶

枕叶负责处理视觉信息，我们眼睛所接收到的各种视觉信息都是在这里进行加工处理的。

（2）颞叶

颞叶负责处理和听觉有关的各种信息。左边的颞叶和右边的颞叶在功能上有很大的不同。左边颞叶有一个非常重要的机能，就是负责我们的听觉、言语信息的理解机能。一个很有趣的现象是，我们听话的地方和说话的地方没有在一起，它们在大脑皮层上是分开的。负责说话的地方不在颞叶上，而在额叶上。

（3）顶叶

顶叶与躯体感觉相关联，同时还负责各种感觉之间的联系。比如，听觉和视觉的联合活动，躯体感觉和听觉、视觉的联合等。大脑顶叶在人类大脑中发展得很突出，特别是顶后区。这个区域正是掌管各种感觉相互联系的部分，同时它也是处理多种复杂信息，包括语义内容的重要部位。

（4）额叶

额叶与躯体运动相关联，我们给予指令让肢体按照我们的想法运动，这个起动的机能就在额叶上。我们人类的左侧额叶还进化出了一个非常重要的高级机能区域——负责说话机能。此外，我们人类和其他动物有一个很大的差别，就是人类是高度社会化的，行为是有组织、有计划的，创造了高度的文明。这其中的计划和组织机能也是由额叶来完成的。从动物界脑结构的演化来看，只有人类的额叶变发达了。人类额叶的发达与人类特有的言语、社会以及相应的复杂机能有密切关系。当然，对于额叶的机能我们了解得还不够多，开发额叶是特别重要的一个方面。

（5）额叶与人格的关系

对于额叶的机能，我们可以看一下历史上一个著名的病例。1848 年 9 月 13 日，在新英格兰某铁路工地上，一个名叫菲尼亚斯大·盖奇的 25 岁工人正在用一根一米多长的铁撬工作。突然，意外发生了，炸药提前爆炸了，巨大的冲力将他手中的铁撬从他的左颧骨下方穿入头部，然后又从头顶飞出，落到身后二十几米的地方。盖奇的头被这根铁撬打出了一个洞。然而，令人惊奇的是，他居然没有失去知觉，并且奇迹般地活了下来。在医生的治疗下，十个星期以后，盖奇就出院了。没过多久，体力恢复之后，他又重新开始工作了。但是，更奇怪的事情发生了。人们发现，盖奇像是变了一个人。虽然他仍然可以和人说话，走路和运动也没有什么异常，但是在性格和行为上却让人几乎认不出来了。事故发生以前，盖奇是一个公认的模范市民，在工作中是一个非常有能力、有效率的领班。他思维敏捷、头脑灵活，对人很友善、很和气，行为举止彬彬有礼。现在他却一反常态，变得十分粗俗无礼，做事情没有耐心，顽固、任性，而且反复无常，优柔寡断。原来他做事情有条有理，十分有计划，可现在却好像无法计划和安排自己将要干什么事情了。由于这些行为改变，他无法胜任原来的工作，便在一家出租马车行工作。后来他的健康状况恶化，伴发癫痫，在 1860 年去世了。

盖奇是有历史记录的脑损伤病例，检查发现，他脑部被损害的部位主要是前额叶。现在盖奇的颅骨和那根穿透他颅骨的铁撬还存放在哈佛大学医学院的展室里，神经心理学家们仍在继续进行研究。作为一个典型，盖奇的病例清楚表明了大脑额叶与人格的关系。

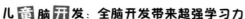
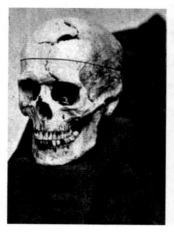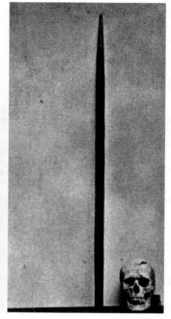

图 3-5　盖奇的头骨　　图 3-6　穿透盖奇头骨的铁撬

　　医学史上还有一件事情也可以说明额叶与人格和行为的关系，那就是脑白质切除术。脑白质切除术是由葡萄牙医生埃加斯·莫尼斯发明的，这是一种切除联结额叶和其他脑区之间的联络纤维的手术方法，这种手术曾被用来治疗一些药物无法治疗的顽固的精神病患者，特别是为了矫正他们的破坏性和反社会行为。手术确有效果，术后病人的侵犯行为大减，这引起了人们的极大兴趣，曾被认为是用手术方法治疗精神病的重大成就。虽然病人的冲动性和侵犯性行为受到了扼制，在另一方面却出现了问题。病人完全变成了另外一个人，不再对任何事物有任何兴趣，没有意志力，没有计划，生活无目的，对未来没有想法，很多人变得十分顽固，同时伴有严重的持续性行为和强迫性动作，比如没完没了地重复做一件简单的事情，如果让他画一棵树，他就会一棵接着一棵没完没了地画下去。这样是无法回归社会的，无法胜任工作，无法适应生活环境。由于这些严重的后果，这种手术不久就被禁止了。脑白质切除术的兴衰揭示了额叶与人格及行为的密切关系，这个关系是脑科学的一个重要课题，有关研究还在不断地深入。

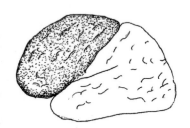

图 3-7　大脑额叶外侧面示意图

（6）四大脑叶的成熟顺序

以上只是一些非常笼统的划分。对于人类各种复杂的机能活动，科学家们已积累了很多数据和资料，揭示出人脑更为复杂的机能分布。

这里还有一个我们需要知道的重要知识，那就是大脑的四大脑叶（额叶、顶叶、颞叶、枕叶）在发育成熟的时间上并不是同步的，而是有先有后的。了解这个顺序很重要，它能指导我们先开发哪个脑叶，先开发哪种脑功能，人为地开发大脑需要顺应脑的自然发展过程。

四大脑叶的成熟顺序是：最先成熟的是枕叶，接下来是顶叶，然后是颞叶，最后是额叶。额叶的成熟包括两部分：一部分是运动皮层，主要负责支配和协调肢体运动，这部分的发育比较早；另一部分是前额叶皮层，它涉及人的计划、组织和自我控制等最复杂的机能，这部分的成熟最晚，它的主要发展阶段是在孩子十几岁以后。

了解了大脑的功能分区，就有了开发大脑的科学依据。开发各种不同的认知功能，实际上就是在开发大脑的不同脑叶和不同的功能代表区。比如，训练视觉机能就是在开发大脑的枕叶，训练听觉机能就是在开发大脑的颞叶，训练体感就是在开发大脑的顶叶，训练言语机能就是在开发位于额叶和颞叶的相应语言区，训练计划机能就是在开发额叶，等等。

为了更科学地开发训练，我们还需要进一步了解脑的功能系统，也就是下面要谈的三位一体的脑和三大功能区理论。

4. 三位一体的人脑

根据脑的结构、皮质类型和作用的不同，科学家提出了脑的三位一体学说，即我们的脑有三个部分：

古脑，也叫作爬行脑（本能脑）；

旧脑，也叫作哺乳脑（情感脑）；

最后一个是新脑，就是我们现在常说的智能的核心——大脑的新皮层，通常称为思维脑或理智脑。

这三个脑一个覆盖着一个，在进化的阶梯上，一个比一个晚地分化出来；在形态上，后来者把前者包盖起来；并且更为重要的是，一个控制着一个，即后来的控制着前面的。

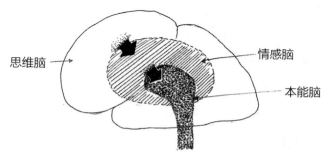

图 3-8　三位一体的脑结构图

（1）爬行脑

在这个三位一体的脑结构中，位于最底部的是一个状似爬行动物的结构，它是爬行动物具备的脑结构，人们形象地把它称为爬行脑，学者则称它为R—复合体。爬行脑的主要部分就是脑干，它主要负责我们人类的非随意性行为。非随意性行为指的是那些不受我们思想制约的自动化的生理性活动，比如调节心跳和呼吸等维持生命活动的基本功能等。除此以外，爬行脑在人类的本能性身体反应中也起着重要作用。比如，两个朋友彼此相见时，一定会下意识地微笑；当人们激烈争论时，随着语言的升级，还会伴随一系列身体动作。这些都是不由思想控制的由爬行脑掌管的非随意性行为。

（2）哺乳脑

在爬行脑的上面，趴伏着虽然没有爬行脑古老但同样也不年轻的脑组织，它的结构有些类似于老鼠的脑结构，由于这一部分脑是哺乳动物共有的，所以我们形象地称它为哺乳脑。哺乳脑的功能比较复杂，它是繁殖的控制器，同时掌管吃喝的节律，另外，它更是情绪的发起中心和操控平台，它控制着我们人类复杂的情绪和情感活动。

哺乳脑与爬行脑一样，它掌管的那些功能也不受我们思想的随意控制。人们遇到危急情况时身心处于紧张状态，受到惊吓而产生的恐惧反应，遇到了自己喜爱的人而一见钟情，以及其他各种各样微妙的情感波动，都是我们无法清楚地进行思维控制或理性调节的过程。所有这些过程的生物学基础正是哺乳脑的功能。

（3）大脑新皮层

哺乳脑的上面发展出了人类引以为豪的脑组织——大脑的新皮层。从进化上看，人类的大脑皮层包含了几种不同的成分。在种系演化上，最早出现的皮质

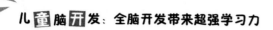
是嗅觉性的，主要的功能是调节内脏的活动，这种皮质在鱼类中就已出现，叫作古皮质。从爬行动物开始，非嗅觉性的新皮质出现了，在以后的进化中，新皮质的面积不断增加，发展十分迅速。到了哺乳类，特别是高等哺乳类，新皮质已占据了完全的主导地位。在人类的大脑中，新皮质占了全部皮质的96%，古皮质则只剩下很小的部分，并被挤到脑的底面及卷入脑的内面。不过，我们可不能小看这比例不大的古皮质，它的作用和影响并不小，许多行为问题的根源就是不了解和控制不好古皮质。

新皮层是人类进行思维活动的部分，它负责人类的各种高级认知机能，言语、记忆、判断、推理、计划、组织以及各种有意识行为都是主要由新皮层来掌管的。新皮层是一个理性的器官，它通过分析和综合各种信息，做出符合社会规范的行为指令。

新皮层另一个非常重要的特点就是它对位于它下面的脑组织有控制机能。由于它是在其他两个"脑组织"（爬行脑和哺乳脑）的基础上发展出来的，对它的"前身"有一种调控作用，这样我们的行为才受理性控制。比如说，当你看到一盘自己很喜欢吃的水果时，你的较原始的脑组织——爬行脑和哺乳脑会驱动你产生吃那盘水果的冲动，但是你的新皮层会告诉你：不行，那盘水果是别人的，不属于你，你不应该动。这样，你的冲动就会被新皮层的理智控制住，不至于让你做出违反社会公德的行为。从这个意义上说，我们的新皮层正是人类社会和文化的产物。

5. 脑的三大基本功能区

苏联神经心理学家鲁利亚博士根据脑的结构与机能之间的联系，通过大量的临床研究和实验室实验，提出了脑的三大机能系统学说，内容关于人类在进行各种认知和心理活动的时候，大脑皮层以及皮层与皮层下部位之间的工作模式。这个理论将人的大脑分为三个主要的系统（或基本功能区）。

（1）第一基本功能区

第一基本功能区是位于大脑中心的结构，掌管人的觉醒状态，提供认知和心理活动的操作背景，调动着人的注意力，负责人的注意活动。

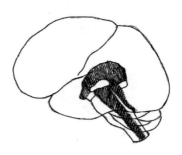

图 3-9　第一基本功能区

（2）第二基本功能区

第二基本功能区指的是人类大脑皮层在中央沟和外侧裂之后的部分，包括顶叶、颞叶和枕叶。我们知道，顶叶负责人的躯体感觉和触觉，枕叶接收来自视觉的信息，颞叶掌管人的听觉活动。因而，很明显，第二基本功能区是一个接收视、听、触和躯体感觉信息的场所。在这个基本功能区中，大脑皮层还有一个按解剖和功能分化程度的不同而形成的三级组织，即感知觉初级区、感知觉二级区和感知觉输入系统三级区。这种三级组织在枕叶、颞叶和顶叶中都存在。一级比一级高级，功能也越来越复杂。感知觉初级区负责的是感觉的形成，感知觉二级区负责的是知觉的形成，而感知觉输入系统三级区负责的则是与语义相关的复杂信息的处理。

第二基本功能区接收各种信息并将其联系起来，是形成我们的感觉和知觉的场所，并在感知觉的基础上，完成对各种事物的认知，比如对言语信息的理解。

（3）第三基本功能区

第三基本功能区位于中央沟和外侧裂以前的部分，即额叶。这部分脑皮层具有运动发放的机能，大脑的运动皮层就在这个区内。它是人类最晚进化出来的，也是发展最为迅速的部分。除运动发放机能外，它的其他机能就和人类的社会化功能以及组织、计划和控制等高级心理功能联系在一起了。在这个基本功能区中，同第二基本功能区一样，也有一个按解剖和功能分化程度的不同而形成的三级组织结构，即额叶的运动初级区、运动二级区和负责计划、组织与控制机能的额叶三级区；同样，也是一级比一级高级，一级比一级复杂。

第三基本功能区负责人的反应活动，并对脑的各部分活动进行统合，它依据第二基本功能区的信息处理结果，进行规划和组织，完成人对于各种事物的反应活动。

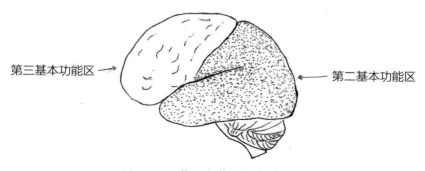

图 3-10　第二和第三基本功能区

（4）人脑三大基本功能区的联合工作

现在我们举一个简单的日常活动的例子，来说明人脑的三大基本功能区是如何联合在一起共同工作的。比如，家长叫孩子关上电视机，上床睡觉。首先是第一基本功能区的活动，它用来调节孩子的注意力，使他关注某件事情。比如，"哟，好像有人在叫我，像是妈妈的声音！"一旦这个信息进入孩子的意识，它就被引导到相应的接收区域，即第二基本功能区域。在这个区域，这个信息转换成有意义的信号被送至大脑皮层相应部分，也就是颞叶的听觉性言语信息处理中心。这个中心首先接收这个信息，然后再从收听到的听觉信号中将它分离和整理出来，比如"妈妈是在叫我，她还说了什么呢？"。在有意识的指引下，听觉性言语中心继续对信息进行分析和组织，从而形成有意义的内容，比如"噢，让我关上电视机，到了睡觉的时间了？""妈妈在说都快十点了，明天还要上学！"。当大脑的信息处理到这个阶段时，第三基本功能区开始评价这些信息的意义，并考虑是否要有下一步行动。"现在时间是不早了，我要听妈妈的话。"于是他就会关上电视机，准备睡觉。这个简单的例子说明人的认知和行动的正常进行是一个系统化的活动，这个系统化的活动是在大脑的三个功能区互相配合下完成的。

从上面的介绍中，我们清楚地了解到大脑在统一地、系统地进行着各种认知和智能活动。我们训练大脑、开发大脑也正是在训练这样一个系统，使我们的大脑更加有效地工作。

另外，这里还有一个重要的内容，那就是三大基本功能区的成熟期是不一样的，这就涉及下面我们要讲的关键期了。我们将会看到，人的智能发育是与脑的三大基本功能区的发育相吻合的，大脑开发也要与这个脑发育的阶段相一致。

针对不同脑部位的开发训练

　　脑的不同部位负责不同的功能，对于大脑的有效开发就需要针对不同的脑部位进行有的放矢的训练，这是一个较高的、科学的起点。以往我们可能都没有注意到这些，现在有了这方面的知识，就需要你结合这一单元介绍的大脑结构与机能的关系，思考一下如何在开发孩子的脑功能时，科学地、有针对性地制订训练计划。

（1）检查孩子在感知领域的大脑功能

　　思考一下你的孩子在视觉、听觉和触觉等感知领域的发育情况，它们的机能状态反映了大脑的相应部位，即枕叶、颞叶和顶叶的发展状况。运动机能如何，运动控制能力怎么样，言语表达能力如何，这些是最基本的额叶机能。还要观察一下孩子的各种感知的联合活动，它们提示了大脑皮层各脑叶及其联系的发展程度，及时发现可能的发育延迟，以便进行有针对性的训练。

　　现在来检查一下你的孩子在以下几个方面的机能：

　　◎视觉和听觉的发展如何？

　　◎言语理解和表达与同龄孩子一样吗？

　　◎走、跑，还有平衡机能怎么样？

　　如果你发现孩子在上述几个方面有落后于同龄孩子的情况，比如反应有些迟缓，那么可以进行下面两项训练：

　　第一，视觉反应训练。

眼手距训练：眼手距是一个反应时间，它指的就是从看到视觉刺激物（比如玩游戏中要捕捉的东西）到做出反应（比如伸手去抓握那个东西）的时间。这种训练可以根据孩子的兴趣随意设计，只要能引起孩子的兴趣、适合孩子能力发展的阶段就行，不一定局限于固定的模式。

第二，听觉反应训练。

听手距训练：听手距和眼手距是十分类似的，不同的是听到声音刺激物，而不是看到视觉刺激物。同眼手距的训练一样，这种训练也不一定要局限于固定的模式，随孩子的兴趣灵活选择。

（2）情商的早期开发

家长可以按照三位一体的脑结构对孩子进行情商的早期开发。三位一体的脑结构告诉我们，一个发育成熟的人应该能够有效地调控自己的情绪，并使行为符合社会规范，这个过程涉及发育的阶段性。可以注意一下这方面的问题，及早发现问题，并予以训练。从脑的结构与功能的关系来说，就是培育孩子大脑皮层对哺乳脑和爬行脑的控制机能。这个控制机能如果没有发育好，会严重影响孩子以后的社会适应机能，也就是影响情商。

挫折教育：

在孩子的日常生活和学习中，注意发现他犯的错误和不如别人的情况，及时指出来，这样会使孩子从小学会在实践中接受挫折。

对待孩子的学习，不要总盯着分数不放，只要他是尽力而为，付出了自己的努力，就可以了。让他有一种心理准备，正确认识自己，允许别人比自己强。

意志力训练：

在日常生活中，家长不要总是顺着孩子，要让他学会即使在逆境中，也能把任务执行下去。

（3）提高三大基本功能区的机能

脑的三大基本功能区告诉我们，人的行为和心理活动是一个各脑区相互配合、协调工作的系统过程。这说明，增强孩子的多种感觉通路的联合活动有利于大脑的潜能开发。进行下述活动可以有效提高三大基本功能区的机能，特别是三大基本联合区[1]的功能。

视—听联合反应活动：

将视觉活动与听觉反应结合在一起进行训练，看到信号后马上做出声音的反应，这是一种培育大脑枕叶、颞叶和额叶的联合区的主要方法。

听—视联合反应活动：

与前一种联合训练一样，不过这时的起动者是负责听觉信息的颞叶而不是负责视觉的枕叶，同样，脑的颞叶、枕叶和额叶这三个地方的联

---

1 苏联神经心理学家鲁利亚认为，高级复杂的心理功能不可能定位于脑皮质的狭隘区域或孤立的细胞群中，而是应该包括一系列协同工作的脑区复杂系统，其中每个区对复杂的心理过程的实现都有自己的贡献，这些区可能分布在脑的不同部位，有时候彼此之间相距很远。同时，人的高级心理过程在脑皮质中的定位并不是固定的、不变的，这种定位不论在儿童发育过程中，还是在连续的练习阶段，都是发生变化的。为此，鲁利亚在脑的三大机能系统学说的基础上，提出了三大基本功能联合区。

合会在这种活动中得到加强。

视—运动反应活动：

将运动与视觉活动联系起来，促进枕叶和额叶的联系。

听—运动反应活动：

将运动反应与听觉信息的处理结合起来，可以促进颞叶和额叶的联系。由于我们的各种认知和运动都是在有意的控制下进行的，是在一个高度注意的觉醒状态下进行的，这样就在培育第二和第三基本功能区的同时也加强了与第一基本功能区的联合和操作机能。

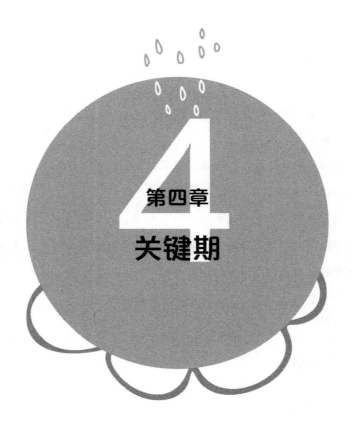

第四章

4

关键期

脑<u>科</u>学<u>提</u>要

¤ 关键期的存在得到了行为生态学的证明

¤ 认识关键期是脑功能开发的重要出发点

¤ 人类认知活动的主要关键期大多集中在学前期

¤ 脑的发育历程与人的智能发展阶段是互相吻合的

¤ 关键期的利用正是有效开发大脑潜能的核心

¤ 如何利用小学阶段的关键期：促进脑的第二基本功能区的发展

¤ 如何利用中学和大学阶段的关键期：促进脑的第三基本功能区的发展

为什么我们没有很好地利用我们的大脑，换句话说，我们大脑巨大的潜力为什么没有得到发挥？为什么我们做了很多努力，却依旧业绩平平？我们的大脑功能似乎总不能使我们满意。一个十分重要的原因是我们错过了大脑发展的关键期。大脑的一些潜能只有在关键期才能得到最有效的发掘，机会错过了，就很难再找回来了。

1. 什么是关键期？

我们先来了解清楚什么是关键期。

（1）动物的关键期

看看下面这幅图，图片上有个老人在草地上走路，后面跟着一群小鹅。看得出来，小鹅与这个老人关系不一般，它们把他当成了鹅妈妈。他走到哪里，它们就跟到哪里。这是什么情况？原来，这个老人是著名的行为生态学家洛伦兹，他进行了一个著名的实验：在这些小鹅刚出生的时候，没有让鹅妈妈与它们在一起，而是由他本人替代它们的"亲人"出现在这些小鹅眼前，结果就导致了这种亲情关系。这个实验证明，小鹅有个认亲的关键期，这个时期就是它刚出生的时候，在这个时期里，它们会把第一个出现在眼前的运动着的物体当成"亲人"。一旦错过了这个时期，就算是同样的运动着的物体在它们面前，它们也根本不可能形成这种关系了。这便是"印记—关键期"效应。洛伦兹因为这个著名的研究获得了诺贝尔生物学或医学奖。

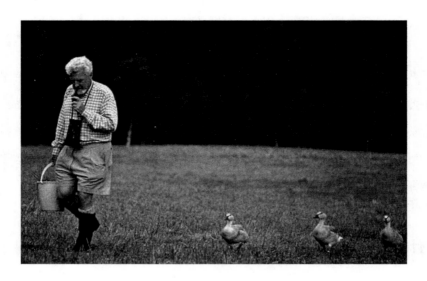

图4-1　洛伦兹发现的"印记—关键期"效应

与小鹅相同的情况在其他动物身上也得到了证实。比如，小鸡出生后最早的13~16小时也是类似的关键期，也有类似小鹅的表现，过了24小时，就没有这种"奇迹"出现了。小羊在出生后的几天内，如果没有待在羊妈妈身边，它以后就不再合群，而是喜欢乱跑。小鸟出生后几周内若不在鸟群里生活，以后将永远不能唱出动听的歌。其他的动物，如小狗、幼鼠等，也都被发现了这种关键期。

（2）人类的关键期

那么人类的情况呢？是不是也有这种关键期呢？答案是十分肯定的。

我们应该听说过"狼孩"。"狼孩"的故事就是人类存在关键期的最好证明。所谓"狼孩"就是婴儿出生后，在婴儿早期就被动物（如狼或其他动物）叼走，由动物哺养长大的人类儿童。一个特别的现象是，这些不幸的人类儿童后来回到人类社会后，虽然经过百般的教育和训练，却仍旧不能恢复正常的人类功能。在 20 世纪 20 年代，一个英国人在印度发现了两个由狼抚养大的女孩，这两个女孩的生活习性与人类有很大的差别，而与野生狼的习性一样。其中一个在离开原来的狼穴后不到一年，因为不适应而死去了。另一个在人们的精心照料下成功地活了下来，一直活到了 17 岁。在她重新回到人类环境的过程中，人们想方设法地教她说话（她在刚被发现的时候是不会使用人类语言的），努力恢复她的智力和人性。但是，在进行了长达 4 年的教育和训练后，她还是只能听懂几句简单的话，总共只学会了 6 个单词。又过了 3 年，她的词汇量增加到了 45 个，也会说几句不流利的话了。但是直到死的时候，她的智力仍停留在 4 岁儿童的水平。这就是错过了关键期的结果。

目前世界上已经发现了三十多起类似的由动物抚养长大的悲惨的"野孩"事件。这些孩子没有一个在回到人类社会后变成完全正常的人，他们的大脑功能和相应的智力水平远远落后于同龄人。

我们在临床上曾见到这样一个病例。有一对农家父母带着儿子来医院看病。儿子已经 27 岁了，身体十分健壮。高高的个头，结实的臂膀，红红的脸膛，发育得相当好，从身体上看不出有什么问题。但是他的举止和表情，却与他的年龄很不相符。他蜷缩在屋子的角落里，一双大大的眼睛里闪动着恐惧的目光。更令人惊讶的是，经过详细的智能和神经心理学测定，结果发现这名成年男子的智力水平刚刚与 3 岁儿童相仿，同时他与智能低下的成年人又完全不同，不仅脑的影像学检查没有发现任何异常，而且特别重要的是，我们用一些非结构性的功能测定手段，如心理相关电位（P300）、脑电图和脑地形图对他的大脑进行检查，结果显示的数据全都与正常人完全一样。那么，究竟是什么原因造成了这位身体发育健全的男子，智能水平是这样的呢？

原来，这背后有一个本不该发生的令人遗憾的故事。这名男子在 5 岁以前完全是一个正常的孩子。出生没有任何异常，1 岁时就已会走路和说话，在以后的几年中，也没有发生任何脑部损伤和其他严重的疾患，村里人都说这孩子聪明可

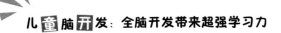

爱。可是就在他 5 岁那年，有一天，他在同一群孩子玩耍的时候，不慎失足跌入粪坑。虽然这件事本身并没有对他造成窒息或任何其他脑部生理性的损害，但掉入粪坑这一事实却给这孩子造成了与同伴继续交往的障碍，同村的孩子见了他就叫他"臭孩"，是"粪坑里爬出来的"，这些都使他逐渐陷入一种难以与人相处的境地。这个孩子胆子小，性格内向，受不了这些。父母看到这种情况更不忍心，就不让他与别的孩子一起玩了。他整天在家里和父母在一起，自然就缺乏与他人交往需要的基本社会技能的锻炼机会。到了该上小学的时候，他仍旧被其他孩子欺负，没过多久，家长又把他接回家里，他便不再上学了。村子也相对封闭落后，对不上学这件事也没有太在意。一晃几年过去了，他的年龄大了，再上一年级，又怕人家笑话，那件事的阴影仍旧没有消失，于是上学更困难了。

因此，在不知不觉中，很多年过去了，他只是同父母一起在地里干活。他家在山区，他几乎没有与同龄人相处的机会，更别提接受正规的教育了。他的父母没有文化，也不知如何教他，更忽略了对他的教育。就这样，这个孩子在这种基本与世隔绝的情况下长大了。这种情况在一定程度上与我们前面提到的"狼孩"状况类似，只不过他是在一种人为隔离状态下生活的。这种隔离使他失去了发展的机会，错过了发展关键期，这些都限制了他的智能发育。他的智能水平停留在了学前，甚至发生了退化，这也就是为什么他的大脑硬件结构虽然基本上和同龄正常人一样，但是智能却与 3 岁左右的孩子相仿。

更为不幸的是，由于他错过了智能发育的几个学龄前和学龄阶段的关键期，即便后来大力弥补，也很难让他达到正常人的水平。他在医院住了几个月，我们对他进行了多项强化训练。虽然训练的结果是他的智能有一些提高，但是比起其他人的训练结果，还是差了很多。特别是他对复杂语句的理解和表达能力，他的基本数学机能和抽象推理机能，进展都不大。造成这种状态的最为重要的原因就是这个孩子错过了这几个机能的发展关键期。

（3）关键期因人而异

关键期，顾名思义就是重要的时间段。幼儿大脑功能的发展不是一条平稳的直线，在不同时期，脑的发育呈现不同的过程，有不同的表现，速度也有时快有时慢。和这种情况相对应的，幼儿的各种认知机能的获得，比如言语、知觉、注意、智能，也表现出与不同时间阶段相关联的发展模式。

关键期不是绝对的，而是相对的。这表现在两个方面：首先，对于脑的不同机能，关键期是不一样的；其次，对于不同的人，关键期也有不小的差别。因此，在谈关键期的时候，我们要注意是针对哪一种机能的关键期，而在应用关键期概念指导我们对脑功能的培育时，又要记住应该因人而异，切不可"一刀切"。

（4）孩子大脑发育是从什么时候开始的？

关键期说的是脑的发育的重要阶段，在谈这些重要阶段的同时，我们还需要了解一下大脑发育是从什么时候开始的，在脑的发育过程中，我们应该注意些什么。

孩子大脑细胞的发育一般是在母亲怀孕三周后就开始了，而且比身体其他部位的细胞生长得快。胎儿期是脑细胞不断生长并分化和迁移到脑中不同部位的阶段，在这个阶段，大脑确定了未来的框架和功能。脑细胞的激增从怀孕后的第三个月开始，一直持续到出生后一周岁以前。同脑细胞迅速增长相配合的，脑中的另一类细胞——神经胶质细胞也开始形成和生长。神经胶质细胞提供给神经细胞营养，并且将神经细胞黏合在一起。大脑结构在胎儿期形成，为出生后的各种生理和心理活动构建了硬件设施。

这一时期的重要性不言自明，孕妇们应该保证充足的良好营养，避免接触各种有害物质；同时还要意识到保持良好情绪的重要性。有研究发现，怀孕期间孕妇受过惊吓或过多生气，甚至是工作或生活压力过大，都可能使胎儿大脑发育不正常。情绪紧张会使母体释放一些化学物质，这些化学物质通过母体的血液进入胎儿的循环系统，从而影响胎儿大脑的发育。

最近的一项调查发现，患有抑郁症的母亲所生的孩子的大脑活动方式与正常孩子有一些差别，这样的孩子在将来容易情绪低落，并有患抑郁症的危险。虽然有研究表明，大脑在胎儿期受到的不良影响可以在出生后得到一定程度的改善，但我们最好还是不要让不良影响发生。一个健康和发育良好的大脑将会给孩子的未来提供重要的保障。

（5）关键期存在的脑科学依据

关键期的出现反映了大脑的不同区域有着不同的发展历程或阶段，这是由于我们的大脑皮层在不断特化。特化就是越来越专业化，特定的皮层区域负责特定的机能。这些特化的大脑的不同区域是在不同时期成熟的。大脑皮层的各个区域不是以同一速度完成其特化或成熟过程的，这是人脑的种系演化和个体演化的共同结果，也是人类适应自然和社会发展的一种表现。这反映了人类生存的生态环境（包括自然和社会两方面）都对人类行为有特定需求。正是在满足这种特定需求的过程中，人类得以更有效地适应变化着的自然和社会环境。

大脑的不同区域有着不同的成熟时间这一现象，现在正不断得到发育神经学的证实，其中包括来自大脑电生理学方面的材料。大脑的电活动揭示，大脑皮层的电活动有某种周期化的重组，而这种周期化的重组，反映的正是脑的不同区域的阶段性成熟。

关键期存在的另一个客观依据还可以从组织学上来说明。这里有一个很有趣的道理——先多后少的"铺路原理"。

我们来看看下面这几张图。这是在人的三个不同的发育阶段中记录下来的大脑皮层的突触密度，也就是形成的神经网络的状况。

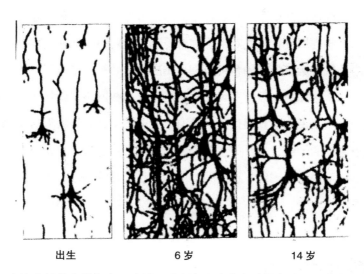

出生　　　　　　　　6 岁　　　　　　　　14 岁

图 4-2　大脑皮层的突触密度，这是证明人类大脑存在关键期的组织学上的重要依据

从这几张图中我们可以很清楚地看到，神经网络最密的阶段不是出生时期，也不是 14 岁，而是中间的 6 岁时段。我们也许会觉得奇怪和不解，为什么会是这样？神经网络好像是应该越来越密才对呀？这个"先多后少"，即出生时比较少，一段时间后多起来，后来又少了的现象，究竟反映了什么规律，它说明了什么问题呢？

我们可以通过下面这个比喻理解"先多后少"的奥妙。假如现在下雪了，路上铺满了厚厚的雪，以至于根本看不到路。这时，在一片空地上，有一些人走了过来，走出了几条不同的路，走过的人越来越多，路也变得多了起来，但不会很多，最后可能只有几条主要的通路最容易为人们所采纳，而其他的路则由于走的人越来越少，慢慢地被大雪重新埋没了。随着时间的推移，可以想见，那几条被人们选定的路会越来越清楚地留下痕迹，其他地方则会变得越来越模糊，最终消失在白雪之中。

我们这里看到的不同时期的神经网络的情形，就像雪天路径的形成情况，"先

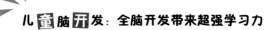

多后少"的道理就在这里了。开始时少，那是自然的，因为孩子才出生，与外界没有接触，大脑皮层没有形成对事物的感受和认知网络。而在 6 岁左右，由于孩子在生活中大量接触了外界的各种事物，相应地，各种网络也形成了。其中不乏一些对以后的生活和工作没有多大用处的网络。这些网络，就像雪中那些不受人重视的路径，由于没有得到强化，自然而然就弱化了，以后会慢慢地消失。最后留下了几条主要的干线，这几条主要干线是人的必经之路，也是非常重要的学习和工作网络。形成这些网络，正是关键期的工作，神经网络"先多后少"就是关键期存在的一个表征。

2. 关键期理念在教育领域中的应用

关键期是一个非常重要的理念，但是如何把这个理念有效地应用到具体的教育实践中，人们做得还很有限。这个领域有着大量可以开拓的内容。

我们先来看看谁在这个领域里做了些什么。

最先在教育领域中提出并应用关键期理念的是意大利早期教育专家蒙台梭利。蒙台梭利在自己的教育实践中发现，儿童在某一时期会对某些技能表现出特别的敏感，她把这些特异性的时期叫作敏感期，这个敏感期实际上就是我们现在谈的关键期。她谈道："就发展而言，在人的一生当中，幼儿期的智能发展最快。这一时期也被称作智力发展的'敏感期'。在'敏感期'内开发智力，其效果是事半功倍的，而错过'敏感期'则是事倍功半，甚至会造成永远无法弥补的过错。"她还认为，幼儿智力发展每个阶段的出现都是有次序的、不可逾越的。每个儿童都会以同样的顺序，由低向高地跨越智力发展的各个敏感阶段。

在她那个时代，虽然脑科学还不发达，但她已经从教育实践中发现了关键期这种现象，并且在实际教育训练中具体地应用了这些理念。这是人类最早在教育中应用关键期理念的活动。蒙台梭利具体都提出了哪些关键期呢？

她提出和确定的几个主要敏感期包括：语言发展的敏感期（0~6岁）、秩序的敏感期（2~4岁）、感官敏感期（0~6岁）、对细微事物感兴趣的敏感期（1.5~4岁）、动作敏感期（0~6岁）、社会规范敏感期（2.5~6岁）、阅读敏感期（4.5~5.5岁），以及文化敏感期（6~9岁）。蒙台梭利提出的这些关键期虽然可能还需要得到科学的证实，或者需要得到一定程度的修正，但是她的早期实践实实在在地给我们提供了非常宝贵的经验。

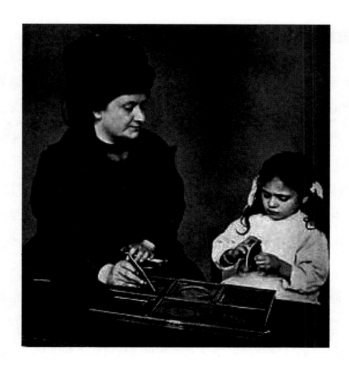

图 4-3　蒙台梭利对于关键期在教育中的应用做出了重要的贡献

在蒙台梭利开拓性工作的启发下，世界各国的教育工作者对关键期逐渐有了

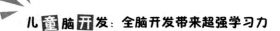

认识并重视起来。随着现代脑科学的进一步发展，有些国家的政府和相关研究部门也开始重视关键期在教育中的应用，特别是美国。1994 年 4 月，美国总统克林顿专门召开了一次由众多科学家参加的特殊会议，讨论的主题就是关于儿童发展的关键期，涉及如何应用关键期的知识，以及开展相关研究工作对国家和社会产生的贡献等。关于关键期在教育领域中的应用的科学研究正在积极展开，我国在这方面的工作也处在迅速发展中，具体的教学实践也在不断地出现。为了更深入地理解和掌握关键期的理论和应用方法，我们需要进一步了解智能和脑的发展历程，以及两者之间的关系。

3. 智能发展的时间历程

智能发展的时间历程是与关键期直接相关的一个重要问题。我们看到的是，一个人的智能发展不是一条平稳的直线，而是一个先快后慢的曲线。美国著名心理学家布卢姆在总结相关研究的基础上，得出了结论：如果以一个人 17 岁时的智能作为 100%，那么，1 岁时的智能发展完成了 20%，4 岁时就达到了智能的50%，8 岁时则完成了 80%，13 岁时智能发展已经到了 92%。由此可以看出，人的智能发展主要是在学前期完成的。为什么会是这样的呢？一个重要的原因就是学前期有许多关键期的存在，关键期内错过的能力发展是后来成倍的努力也难以补偿的。

这种早期快、后期慢的智能发展过程是个体演化的必然。如果没有早期的快速发展，幼儿就不能尽早地学会适应变化的环境，那对于人类的生存无疑是一种威胁。事实上，与其他物种相比，人类的早期适应过程已经很长了。这是因为人类需要掌握的技能不是简单的对自然环境的适应，更是一种智能上的对变化的人文环境的适应。如语言的发展、交往的需求等，都是人类特有的。人类社会越发达，这种过程所需要的脑功能越复杂。虽然与其他相近的物种相比，人类幼儿早期脑功能的快速发展过程已经不算短了，但是与人类个体的演化历程相比，这个阶段还是很有限的。因此，如何利用好这个关键的早期阶段也就成为最为重要的课题。

4. 智能的发展和脑的发展相吻合

了解了智能发展关键期的概念和智能发展先快后慢的速度变化，我们再来看看智能的发展和脑的发展有没有一一对应的情况，这可以深化我们对关键期的科学理解。我们先来看看人类智能的发展是否存在阶段性。

（1）人类智能发展的阶段特点

对于这方面的研究，瑞士发展心理学家皮亚杰进行的研究可以说是到目前为止最具权威性的。他通过多年的观察和实验，用科学的方法在相当程度上揭示了人类认知发展的主要阶段，描绘出了智能发展的个体演化过程。皮亚杰将人类智能的发展分为四个主要阶段，各个阶段相继完成，在时间上依次展开。

第一个阶段是感知运动阶段，这个阶段从出生开始到 1 岁半至 2 岁。这是儿童开始进行言语活动以前的阶段。这时儿童主要通过感觉、动作和外界相互作用，处理主体和客体的关系。这是人类思维的萌芽时期。

第二个阶段是前运算阶段，也称作思维运算的准备时期。年龄段从 2 岁开始到 7 岁，包括学龄前的大部分时期。这一阶段儿童的主要特点是言语机能迅速发展。语言的出现和使用对人类认知活动的发展具有决定性的影响。这时的儿童不仅有更多的内心思想活动，而且可以通过语言直接与外界互动，进行信息交流，这一过程大大促进了思维活动的发展。在语言出现之前，幼儿的思维活动受到了很大的限制，他们经由感知运动认知的事物，基本上属于单一的事物，而语言则使同时处理多样事物成为可能，并且可以帮助思维超出当下活动的范围。前运算

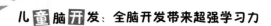

阶段的另一个突出特征是思维的直观性。这时的儿童对外界事物的观察都是与自身的活动联系到一起的，他们是主观的，很难客观地从超越自身的角度看待事物。他们的思维是与自身活动联系在一起的具体化的思维过程。比如，让他们画一座房子，他们画出来的房子总是正面展开的平面图，因为对他们来说，房子的轮廓就是从他们自身所处的角度看到的一个平面图。

第三个阶段是形象的具体思维阶段，也叫作具体运算阶段。年龄段从 7 岁开始到 12 岁，正好包括了小学阶段。这一时期，儿童在大量生活实践的基础上思维有了突破性的进展。他们已经认知到了事物在时间和空间上的连续性和规律性，懂得了因果关系，从而可以借助具体事物和经验进行思维推理，出现了逻辑思维活动。不过，这时的逻辑还是很初步的、比较简单的，一般脱离不开具体事物的束缚。

第四个阶段是逻辑思维或抽象思维阶段，也称作形式运算阶段，发展从 12 岁开始，到 15 岁基本完成。这时的思维活动已不再受制于具体事物，他们已经可以摆脱具体形象事物的束缚，而用抽象的符号在头脑中进行演算，通过假设和形式化的推理来得出结论，这就是我们成人的抽象思维活动过程。

谈完了人类智能的个体演化阶段以后，我们再来看看人类大脑功能的发展会不会也有类似的过程，如果有，这两种历程之间有哪些相对应的关系呢？

（2）脑功能发展的神经心理历程

苏联神经心理学家鲁利亚依据多年的实验观察和临床研究，从发展神经学的角度出发，提出了脑功能发展的神经心理历程这一概念，或称为阶段学说，丰富了前面提到的脑的三大基本功能区理论，并为如何开发人类的大脑功能提供了重要的理论依据。随着脑科学的发展，这个神经心理发展历程的学说也在不断增加新的内容，变得更加充实和完善。脑功能发展的神经心理历程的主要内容如下：

第一基本功能区的发展，是从怀孕第 3 个月开始到出生后 1 岁左右。第一基本功能区负责人的警觉和兴奋水平，它提供各种心理活动的基本背景。对于一个正常的孩子来说，这一部分的机能发育得很早，在出生时就已经能够正常运行了。这一基本功能区，在形成过程中是比较容易受到伤害的，如果在发育时间上有所不足，比如说早产，也会造成一些问题。需要特别注意的是，这里谈的发育期指的是从胚胎形成时开始计算的，而不是从出生的时候才开始算的。举例来说，对于一个6个月的早产儿来说，由于这个基本功能区发育的时间不够，与一个足月的新生儿相比，很可能会出现一些注意机能方面的问题。了解这一基本功能区的发育时间历程，对于我们深入认识注意机能的神经心理机制会有很大的帮助。

第二和第三基本功能区中的一级区，即感知觉初级区和额叶运动皮层一级区的发展，是从怀孕第3个月到出生后1岁左右。这个发展阶段从时间和内容上来看，相当于皮亚杰的感知运算阶段。

第二和第三基本功能区中的二级区，即感知觉二级区的发展和额叶运动皮层二级区的发展，是从怀孕第3个月到出生后5岁左右。这个发展阶段从时间和内容上来看，包括了部分皮亚杰提出的感知运算阶段和前运算阶段。

第二基本功能区中的三级区，即感知觉输入系统三级区的发展，是从5岁开始，到12岁完成。这个发展阶段从时间和内容上来看，相当于皮亚杰的具体运算阶段。

第三基本功能区中的三级区，即负责计划、组织和控制职能的皮质区的发展，是从12岁开始，到25岁完成。这个发展阶段从时间和内容上来看，相当于皮亚杰的形式运算阶段。

从上面的对照可以看出，脑功能发展的神经心理历程和人类智能的个体演化阶段是相互吻合的。这是我们进行脑功能开发的重要理论基础。

（3）儿童在不同学习阶段的关键期与脑开发重点

这里给了我们三点十分重要的教育方面的提示：

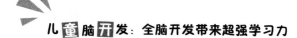

第一，人类在幼儿园阶段的关键期与人脑的第二和第三基本功能区中的一、二级区的发展相吻合，因此幼儿园阶段的教育对于关键期的具体应用就体现在如何促进和发展人脑的第二和第三基本功能区中的一、二级区。

第二，人类在小学时期的关键期与人脑的第二基本功能区中的三级区的发展相吻合，因此小学阶段的教育对于关键期的具体应用就体现在如何促进和发展人脑的第二基本功能区中的三级区。

第三，人类在中学和大学阶段的关键期与人脑的第三基本功能区中的三级区的发展相吻合，因此，中学和大学阶段的教育如何利用关键期的问题就实际体现为如何促进和完善人脑的第三基本功能区中的三级区。

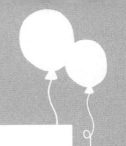

不同学习阶段关键期的大脑开发

利用关键期的理论来训练孩子的大脑，才能做到事半功倍。

首先需要做的就是了解你的孩子处于什么阶段，有没有错过关键期。

然后，我们需要制订一个方案，调整教育孩子的方式，使其与脑的三大基本功能区的发育阶段相一致。

可以思考一下：你在教孩子什么？教的内容与孩子的接受程度是否一致？结合这里谈的脑的三大基本功能区的发育阶段，看一看你是超前了，还是滞后了？

对照下面这些内容，看看符合的有多少，哪些没有做到，哪些做得太超前了，哪些忽略了，哪些需要及时调整。

（1）学前阶段

重点开发的内容：第二和第三基本功能区的一、二级区。

这一时期有许多关键期，千万不要错过。具体来说，需要特别注重的是感知觉能力和运动机能的开发。此时需要进行的思维训练主要应是非符号化的运作，不要小看这种训练，它是上小学后符号化思维的基础。此时，非符号化思维的基础如果没打好，以后会很费力。

非符号化思维训练的示范：

先给儿童呈现如下两张图：

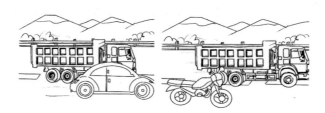

再给他呈现下面三张图：

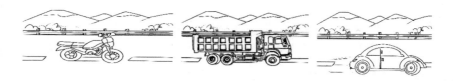

让儿童依据上面的几张图中汽车、摩托车和卡车的关系，判断出哪个交通工具跑得最快。

这就是一种非符号化思维。不需要符号，根据事物之间的关系就可以做出准确的判断。

由于此时第三基本功能区的三级区还没有准备好，尚不宜强化孩子的计划、组织等社会化的高级机能的训练。

（2）小学阶段

重点开发的内容：第二基本功能区的三级区。

这时不仅要进行大量形象具体的思维训练，同时还要进行一项非常重要的训练，就是从非符号化思维向符号化思维的转化训练，具体来说，就是需要进行大量的书面语的学习以及数字符号的理解和运用。从小学开始就需要努力增加孩子的阅读量，鼓励他多读课外书。阅读量的增加，不仅可以启发孩子的思维、扩大知识面，更能为高年级的语文学习和写作打下良好基础。

不过，在此还要说明的是，家长的身教重于言传，如果父母自己下班后只是玩手机、看电视、打游戏、打牌等，那么想要教育出一个热爱读书的孩子是非常困难的事情。

（3）中学阶段

重点开发的内容：第三基本功能区的三级区。

具体来讲，需要对孩子的自主学习能力进行重点培养。特别要注重培养孩子的计划、组织能力，以及独立提出问题、分析问题和解决问题的能力。比如在放假之前让孩子自己制订好假期的学习、生活和旅行计划，家长予以适当的指导和相应的支持。此阶段孩子的独立思考能力往往会超出家长和老师的预料。所以父母和老师需要做的就是尽可能给孩子一个广阔的空间，形成孩子特有的人格特征。此阶段发展得顺利的孩子，他们的家长和老师会感觉很"省心"，学习和生活基本不用别人过多督促，他们开始会管理自己的事情了。这是孩子的自主能力、计划和组织能力在发挥作用。

（4）大学阶段

第三基本功能区的三级区处于完善阶段。

这时要特别关注社会适应能力的开发，这一时期正是培育大脑额叶

对其他部位进行有效调控的时机，换句话说，这一时期的一个主要教育内容是训练理智对感情的控制机能，是情商培育的重要时期。大学阶段不仅是知识的系统掌握和深化时期，而且是通过学习和实践了解自己，控制自己，调整自己，理解别人，以及学会合情合理地处理各种社会和人际关系的重要阶段。

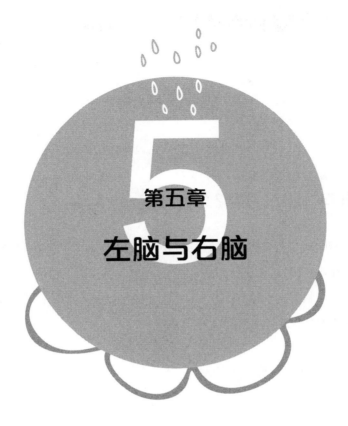

第五章

左脑与右脑

脑科学提要

☐ 人类的大脑分为左右两个半球，两个半球在认知和心理功能上有很大的差异

　· 左脑的功能：言语、概念形成、判断和推理、符号运作、计算……用一句话来概括，左脑的功能是继时性的活动过程

　· 右脑的功能：人脸辨识、图形、绘画、艺术、韵律、空间感知……用一句话来概括，右脑的功能是同时性的活动过程

　· 左右半球相辅相成、相反相成、相得益彰

☐ 人类的各种认知和高级心理活动都是在左右两半球的对立统一、相互协同和配合过程中实现的

☐ 左右脑的分化有一个最明显的外部表征，那就是人类的利手习惯，利手与脑的关系比较复杂，左利手的习惯要不要改过来需要视情况而定

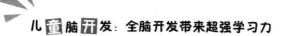
1. 左脑和右脑有什么不同？

　　人类的大脑分为左右两个半球。左右两半球借助联合纤维相互联结起来。左半球和右半球是如何分工的呢？先来看躯体感觉和躯体运动机能。我们的身体是两侧对称的，大脑的左半球支配着身体的右侧部分的感觉和运动，右半球则支配着身体的左侧部分，形成一种交叉性的支配。

（1）左右脑在结构形态上的差异

　　大脑的左半球和右半球在形态结构上看起来差不多，但是细致观察后会发现有一些地方有较明显的差异。

　　最明显的差异是位于颞叶的一个叫作颞平面的地方，左边的比右边的大1/3。这些结构上的不同与机能上的分工是对应的。左脑的颞平面明显大于右脑的颞平面，是与左脑在言语活动方面的优势相一致的。左脑颞平面的位置正是一个与语言机能密切关联的皮层区。

　　除了颞平面的差别以外，左右脑的外侧裂（沟）的长短也有明显的不同。左脑的外侧裂又长又深，终点的位置很低，而右脑的外侧裂很短，终点的位置较高。大脑外侧裂的走向和终点位置的不同与它后面的颞上回的大小不同有密切的关系。有意思的是，这种差别在大猩猩的脑上看不到，而在我们的祖先北京猿人的脑上却可以发现。如果把北京猿人的头盖骨的内部形状用石膏复制下来，我们就可以清楚地看到外侧裂的走向，和现代人类基本上是一样的。

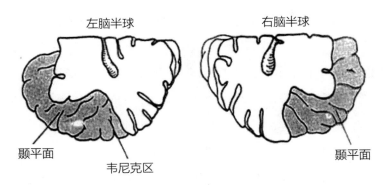

图 5-1　左右脑颞平面的差别

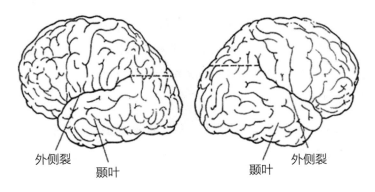

图 5-2　左右脑外侧裂的差别

（2）左右脑在高级心理机能上有不同的分工

左右脑不仅在结构上有差异，更重要的是，它们在高级心理机能上有着不同的分工：

一般来说，左脑主要负责言语运动、言语理解、阅读、书写等主要的语言机能，还有数学计算、逻辑推理等抽象符号思维机能。

右脑主要负责物体大小、形状等的识别，空间定向、看地图、辨识人面、绘画、音乐、艺术、视—空间操作、情绪、直觉、想象和形象思维等机能。

对于左右脑在高级心理功能上的差异，最早是从语言上发现的。19 世纪，欧洲神经病学家发现左脑损伤时，病人会出现言语障碍，而右脑损伤时，却不会出现言语方面的障碍。从此，人们认为我们的左脑比右脑更为重要，因为它会影响说话。

但是右脑的功能并不是可以忽略的，后来的研究发现，右半球损伤的病人虽然一般不会出现明显的言语障碍，却出现空间机能方面的问题，比如不能识别一侧空间，对此有一个专有名称，叫作一侧忽视症。这样的病人在看书看报时会出现只看一半的情况，让他们照着画一棵两侧对称的花，他们只会画一半的花，另一半不画。右脑损伤的病人还会出现不能把握空间三维结构的症状，这时候病人不能完成立体拼图，有时候一个很简单的用火柴搭成的三维图案也摆不出来。如果你在纸上画个立方体，让他照着画下来，病人也往往画不出来，或是画得非常差，没有立体的感觉。此外，右脑损伤的病人还会出现认不出人、看不了地图、认不了路的情况。左脑在言语机能上的优势和右脑在空间机能上的优势可以从脑损伤病人那里清楚地体现出来。

左半球和右半球在高级心理功能上的差异通过裂脑实验得到了十分明确的证明。裂脑实验是对那些经手术切断了两脑之间的联系纤维（胼胝体等）的病人进行的精细实验。胼胝体切开后，病人的两个半球在功能上没有了联系，实验者通

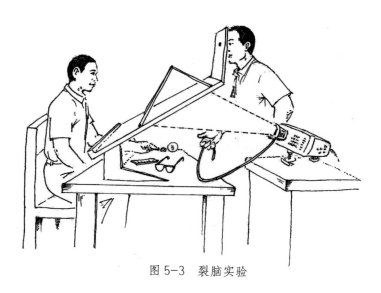

图 5-3　裂脑实验

过一种叫作速示器的设备将文字材料分别投射到病人的左侧或右侧半球上：当这些文字信息投到左侧时，病人可以准确地读出这些刺激字；但是当这些字投射到右半球时，病人则读不出这些字来，左半球和右半球在文字认读机能上的差别一下就表现出来了。

我们惯用右手的人画画时右手肯定比左手画得好，不论是在对物体形状的三维描画上，还是在对空间方位的把握上，左右手差别是很明显的。但是当胼胝体切断以后，病人右手画的画却远远不如左手画得好了。我们知道支配右手的是左脑，支配左手的是右脑。左右手在画图上的差别反映的是右脑在视—空间机能上的优势。

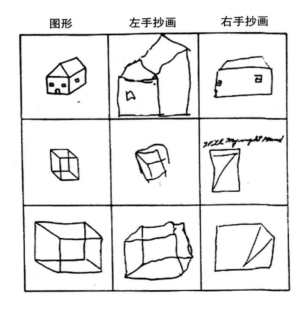

图 5-4 裂脑人左右手绘图作业的差别

（3）左右脑的协同合作

左右脑的分工是十分重要的，但更为重要的是两个大脑半球的协同配合。事实上，人的各种复杂的认知活动和智能操作都是以大脑左右半球的相互配合为基

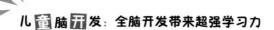

础的。另外，左右脑的分工也不是完全"一刀切"的，人的很多高级机能不是仅由一侧半球来完成的。

拿语言机能来说吧。虽然左脑是负责言语活动的，但右脑也不是一点儿也不管的，我们说话的时候是有情感的，同样一句话由于语气和重音放的位置不一样，即用不同的语调说出来，意思是不一样的。这种差别左脑就很难辨别出来，而右脑在这方面就是专家了。一些右脑损伤的病人，辨别不出语气的差别，听不出说话人的情绪来。因为听懂别人的话，是一个完整的理解过程，语调和语气等情绪方面的感知是必不可少的，由此说明，尽管言语是一个高度分化的脑功能，但也是不可能完全交给一个半球来管理的。

再拿数学机能来说吧。虽然数学机能主要也由左脑掌管，但离开了右脑也是不行的。我们知道，数学是一项包含了多种技能的、需要多种认知活动参与的复杂过程，逻辑推理和运算并不是数学的全部。比如几何问题，特别是立体几何，尤其需要人的空间机能的参与。临床上也发现，有些人右脑损伤后，由于无法把握三维空间中的立体形状，自然也无法解决几何方面的问题。

做几何题需要左右两半球协同合作，也可以从裂脑人的实验中得到证实。两名裂脑病人在一系列的智能测验中，均达到了满意的成绩，只是在解几何题时非常困难。

左脑和右脑在解决几何图形的辨认和推断问题时，各有不同的表现。为了进一步研究大脑两半球在解决这类几何问题时的具体作用，实验者又在五个裂脑病人身上进行了实验。实验有两个操作内容：一是让裂脑人用一只手触摸藏在屏幕后的三个几何形体；另一个是给他看五个类似的图形，最后要求裂脑病人从中找出最相配的一个图形。比如，看到五个大小不同的等边三角形后，他需要用手触摸藏在屏幕后的三个三角形，并摸出与他看到的最匹配的一个等边三角形。但是，这个问题并不简单，因为那三个三角形没有一个是与他看到的五个三角形完全相似的，只有一个三角形的三个边长完全相等，也即是正确的答案。在这个实验中，左手（右脑）操作较右手（左脑）操作的得分稍稍高一些。左手和右手的得分分别为84％和76％。当问题变得较困难时，即几何形状的边数增加，但仍旧是规则的图形时，左手和右手在得分上的差别增大。匹配四边形时，左手和右手的得分分别为70％和54％。匹配再复杂些的，左手和右手得分值的差别可增大到82％和45％。最后，当使用曲线（拓扑学意义上的）图形，即不规则图形时，左手和右手分数之差达到了顶峰。右手（左脑）的得分下降到纯随机水准（33％），而左手（右脑）的得分则上升为86％。这个实验结果表明，左脑在解决一些简单的欧几里得几何学问题（比如三角形）时，很有用武之地，因为言语的方法对于寻找一个普通等腰三角形，还是很有用的，所以左手和右手差别并不明显。但是当要寻找的图形形状变得越来越复杂时，特别是难以用言语表达的不规则的拓扑学形状时，言语的方法就有些用不上了，左脑也就难以发挥作用了。然而对于同样的图形，右半球却有了用武之地，没有显示出有多大的困难。这不仅表现在选择的正误率上，也表现在反应的速度上。右脑支配的左手在反应速度上比左脑支配的右手快两倍，而左脑不仅反应慢，还常常同时伴有犹豫不决的迹象。

几何图形的辨认和推断是比较简单的问题，解几何证明题则是较为复杂的事情。这时最需要的是一种图形和言语的转换机能。几何证明题的解决需要把视觉的理由用言语化的方法转化为逻辑的证明，这时最重要的是左脑和右脑的信息交流。而在胼胝体被切断的情况下，右脑不能把它对图形的理解和推断传达给左脑，左脑也不能发挥言语思维上的优势，两个半脑只好单独活动，结果就是裂脑患者难以解决这些几何学问题。

尽管这是在两个半球分开的病理情况下出现的困难，但对正常的学生而言，也有着相当重要的提示。很多学生学不好几何，其中一些认定自己是不可能学好几何的，有的家长和教师在经过多少次努力之后，也难免产生同样的观点。现在到了澄清认识、改变教育方式和训练方案的时候了。那些大脑正常却怎么也学不

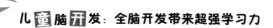
好几何的学生，虽然具有完整无损的左右脑以及两脑的正常纤维联系，但是由于各种原因，他们已经形成了极其顽固的、不分信息对象都采用言语思维的习惯，以至于他们很难去使用右脑，更不易采用两脑协同的方式来解决复杂的问题。

这些研究告诉我们，左脑和右脑之间的信息交流是解决几何问题的关键。

有一些右脑损伤的病人，由于视—空间机能方面存在障碍，出现了特殊的失算症，即无法进行竖式计算，因为不会进位了。所以数学机能也不是单靠一侧脑来完成的，其他功能也是一样。偏侧是就程度而言，是进化的趋势，但并不是绝对的。

我们人类在现实中进行的各种机能活动，都不是只靠一个半球来完成的。所以开发大脑不要单讲两个半球的差别，而要注重怎样在实际操作中运用两脑的配合和协同机能。大脑两半球的机能是对立统一的关系，两者既相反相成，又相辅相成。正是由于两个半球的特化，有了分工，才更需要相互配合。

2. 惯用手问题

与大脑左右分化相关的一个重要现象就是人们的利手，也就是人们的用手习惯，大多数人习惯用右手做事，少数人用左手。

手与脑是密切关联的。利手是人类进化过程中的产物，只有人类才有利手的特性。动物，即便是高等灵长类也没有利爪的特性。利手是作为人类的一种生物进化特性而出现的。

（1）惯用手问题形成的生物学因素

利手习惯可以追溯到人类久远的童年时代。根据人类学家的研究，在刀耕火种的石器时代，人类就有了利手习惯，而且那时的利手比例与现在并没有太大的区别。绝大多数人是右利手，约有10%的人是左利手。这也反映出利手的生物学本质，表明它不单是一种受文化和社会环境制约的产物。

利手的生物制约性也反映在有些左利手的产生有其神经病理上的原因。有一些左利手者在出生时母亲难产，用过产钳；有的出现过窒息，使脑部缺氧，造成了一定的损伤。

利手的形成也有遗传的原因。20 世纪 20 年代，一位美国学者曾在俄亥俄州立大学进行了一项利手与遗传关系的研究。在被调查的 2177 名大学一年级学生中，如果不问其父母，左利者约为 5%；若把父母的利手情况算在内，情况则大不一样。父亲是左利手的，子女同为左利手的占到 9%；母亲是左利手的，子女同为左利手的占到 13%；而父母都是左利手的，其子女同为左利手的则占到 46%。这个结果清楚地提示着利手与遗传的关系。

然而，利手又不仅仅是一个生物学上的现象，它还实实在在地印刻着社会的痕迹。举个最明显的例子，如果以使用哪只手写字作为一个主要标准，用来测定一个人是左利手还是右利手，那么我们中国人左利手的比例远远低于别的国家，特别是西方国家。我们写字的习惯是学校老师要求的，在大部分小学，孩子开始学写字的时候，就被禁止用左手写字了。所以我们看到有很多人写字时用的是右手，吃饭时便改为左手。这是我们中国的一个文化特点，它直接影响到手的使用习惯。不过现在这种制约有了改变，在不少学校，不允许用左手写字的事情已经少了很多。还有一些统计数字也很能说明问题。从 1932 年到 1970 年，仅仅几十年间，美国左利手人数的比例竟从 2% 上升到 10%。通过研究发现，正是在这几十年中，随着科学信息的传播，许多美国人已认识到一个事实，即阻挠自然的用手习惯会产生一些不良的后果，有些人会因此而产生口吃、情绪问题。正是在这种社会意识普遍改变的背景下，利手的真实比例才表现出来。

在谈了利手的形成因素之后，我们进一步来看看利手与脑的特化的一些联系。这里需要澄清一个认识上的问题：由于科学信息传播得不准确和不充分，现在有不少人根据神经系统的交叉支配性原则，即左脑和右侧肢体相关联，右脑和

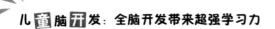

左侧肢体相关联，想当然地认为既然右利手的人用左脑说话，那么左利手的人就是用右脑说话了。这种观点是完全错误的。实际上，多数左利手的人像右利手的人一样，也是主要由左脑来掌管言语活动的，只是在左利手的人中，左脑主管言语活动的比例较右利手的人要小。

（2）人的利手习惯是什么时候出现的呢？

人的用手习惯不是一生下来就很清楚的，而是随着年龄的增长越来越确定，利手不仅有种系演化的过程，也存在个体演化的历程：

孩子在1岁左右的时候，还分不清楚他到底是惯用左手还是右手。一般情况下是两只手都用的，如果你把一个东西放在他面前的正中间，让他去抓，看看他用左手和用右手的频率，你会发现，左手和右手的使用次数基本是一样多的，没有明显的偏向。

到了2岁左右，用手习惯有了最初的萌芽。这时如果用上述的测试方法，你会发现孩子的利手有一点儿倾向了。不过，这时的偏向也还不是很明确的。

到了三四岁，我们一般就可以分辨出孩子是喜欢用左手还是喜欢用右手了。也就是说，只有到了这个时候，左利或是右利才有了明确的分化。

与利手有关联的，我们人类还存在其他肢体运用上的偏好。一个是脚的使用，也就是习惯以哪一只脚为主，比如踢东西的时候，是惯用左脚踢还是惯用右脚踢，这称作利脚。另一个是眼的使用，也就是在看东西的时候，习惯以哪一只眼为主，比如在瞄准的时候，是习惯用左眼瞄还是用右眼瞄，这称作利眼。

与利手类似，对于利脚的情况，我们可以很容易地从人们的外在行为上观察到。大多数人是习惯用右脚的，你可以看一看人们踢球时多数是用哪只脚来踢就行了。对于利眼，就没有那么容易知晓了，而是需要测一测了。

此外，利手和利眼之间还有着比较复杂的联系。研究发现，人群中大约有1/3的右利手者惯以左眼为主看东西，另有1/3的左利手者惯以右眼为主看东西。

（3）左利手者是比右利手者更聪明吗？

有不少人有这种观点，惯用左手的人比较聪明，因为至少可以在历史上找到不少名人都是惯用左手的。他们中间有艺术家、科学家、运动员、政治家等。比如，画家达·芬奇和毕加索、科学家爱因斯坦，还有著名演员梦露和卓别林等人，都是左利手者。但是科学研究没有证实这种猜测，从统计上来看，为人类做出杰出贡献的，不论是在科学、工程领域，还是在艺术领域，右利手者还是多数，这符合人群中左右利的分布规律。有人专门测试过左利手者和右利手者的智商，结果也没有发现什么差别。这说明在智能方面，左右利没有区别，不能认为左利手的人就比右利手的人聪明。

不过，在某些特定方面，左右利还是有差别的。研究发现，左利者较右利者的运动反应速度要快一些，所以左利的运动员往往会取得好成绩。

（4）利手与孩子发育性障碍有关吗？

关于利手与发育性障碍（比如阅读方面的障碍等）有一定关联的说法，已有八十余年的历史。研究发现，相当大一部分患有阅读障碍的人，其症状的发生与患者学龄早期由左利手被迫转换为右利手有一定的联系。对于这个问题，我们在第十九章还会专门谈到。一些研究还发现，在有发展性障碍的儿童中，左利手的比例远比正常儿童大。还有一部分左利手者是由于出生时有一定困难，比如胎位不正等，因而用了助产器，造成了一定程度的脑损伤，才出现了病理性的左利手。这种情况也常常会在有发展性障碍的儿童中出现。

目前，关于利手与发展性障碍的关系的研究正在不断地深入，这个问题比较复杂，现在还没有研究清楚，只是从比例上来看左利手者偏多，此外临床上也积累了一定数量的病例。但是为什么会出现这样的问题，现在还没有答案。从神经心理学上来看，利手反映了脑的偏侧化倾向（偏侧化就是左右脑各向其优势方向

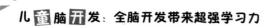

发展），而发展性障碍的发生正与脑的这种偏侧化过程有着一定程度的联系。不过，左利手者并非一定会出现这方面的问题，只是出现的可能性大一点而已。

（5）左利手要不要改过来？

在谈了利手与脑的偏侧化机能的关系之后，我们再来谈谈左利手要不要改过来的问题。我们的建议是要视情况而定。

主要是看左利的程度，如果是强左利的话，最好不要改。什么是强左利呢？就是几乎所有的事情都是用左手做。此外，还有一定的家庭遗传性，比如说父亲或是母亲也是左利。因为强左利很有可能其大脑的偏侧化过程与右利者有较大的不同。强改很有可能造成一定程度的言语机能障碍，比如说口语表达不流利，有时还会导致明显的口吃现象。这在临床上已不少见，所以应当引起重视。这是利手的极端情况，也比较容易做出决定。

如果利手的情况并不是十分明显，只是存在着偏于左侧的倾向，在这种情况下，改过来适应社会习惯也未尝不可。因为我们中国的传统习惯和社会习俗，都是明显地偏向于右利手者。再进一步讲，不仅在中国，国际上的大多数国家偏向于右利手者的情况也是普遍存在的，只是程度有所不同而已，这是人类文化的问题。

3. 脑开发与脑演化方向的一致性

从现在的科学研究结果看，脑功能的一侧化是一种进化的表现，如果把人类与其他动物的大脑功能进行比较，我们就会清楚地发现，只有人类才有这种脑功能的明显偏侧化。而且自从 100 多万年前人类出现以来，人类大脑的演化趋向也是越来越偏侧化。这是一种自然规律，有自然法则上的道理，我们开发大脑要顺应大脑的这种自然发展过程，而不要逆演化潮流而动。我们应该做的事情是在脑的自然演化的大方向上促进大脑的发育和发展，只有这样才能起到开发大脑的作用；反之，则可能会适得其反。如果训练和教育的方向与脑的演化方向不一样，自然会受到来自生物进化的强大阻力，到头来，大脑非但没有被开发，还有可能变得更差了。我们这一代的努力不太可能抵挡得住百万年来进化的自然历史潮流。科学的重要前提就是要尊重自然规律，而不是违背自然法则。

 **以左右脑分工和协同为基础的
全脑开发训练**

从脑科学的角度出发，开发大脑应该是全脑开发。什么叫全脑开发呢？就是让左脑更加左脑化，让右脑更加右脑化。这是基本的原则。

各个国家目前的教育其实大同小异，都有明显偏于一侧脑的情况。这是因为我们还没有把脑科学的知识应用进来。这也正是目前脑科学与教育相结合的一个重要方面。

鉴于教育偏于一侧脑的情况，各地开展的强化右脑的训练是必要的。但是不应过偏，也就是不能单讲右脑开发，而要顾及两个半球，否则就会矫枉过正。有些地方发展出一些让左手和右手进行同样工作的训练手段，训练的效果有一些争议。从科学的角度来看，这种方法是否真的对大脑功能开发有好处，还是有待研究的课题。

下面是利用大脑偏侧化原理（左脑和右脑的分工），以全脑开发为原则，对儿童进行脑开发的具体实施建议：

（1）几何题训练法

这个方法很简单，就是让孩子多做几何证明题，最好每天都花点儿时间。不少人的实践证明这种训练效果不错。

道理很简单，我们在前面提到了，在做几何题的过程中，学生头脑里发生的实际上是将直觉的观察转化为可用言语表达的逻辑，而这一转换的操作过程，实际上正是大脑两半球协同活动的过程。

（2）双手协调器训练法

我们知道人的左手受右脑支配，右手受左脑支配。根据这种交叉支配原则，我们在临床和教育实践中采用了一种仪器——双手协调器，通过左手和右手的配合活动专门训练左脑和右脑的协同机能。

双手协调器的操作原理：要想把一幅图准确、快速地描绘出来，左脑和右脑就需要积极地配合起来，这样才能使左手和右手的运作协调一致，使笔平稳地沿着特定的曲线运行，不出现错误。

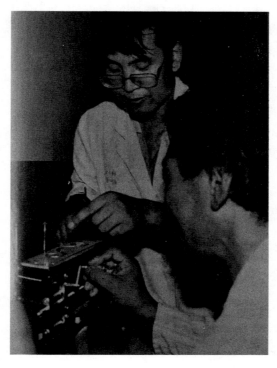

图5-5　双手协调器被证明可以有效地开发左右脑的协同活动

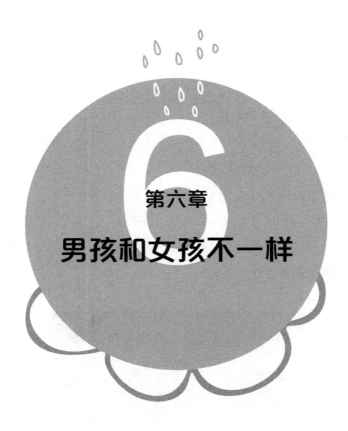

第六章

男孩和女孩不一样

脑科学提要

¤ 男女两性的大脑在以下几个结构上有明显的差别：

　　·颞平面

　　·胼胝体

　　·前连合

¤ 男女两性大脑的偏侧化程度也不一样

¤ 与脑的性别差异相对应的，男女在以下三个认知机能方面有明显的差异：

　　·言语机能：女性更擅长

　　·视—空间操作机能：男性更擅长

　　·思维方式：男性偏逻辑，女性偏直觉

¤ 脑开发要依性别的不同各有偏重，因性施教可以极其有效地发掘两性大脑的巨大潜力

1. 男女两性大脑结构有差别

大脑的两个半球，如果只是粗略地看一下，分不出是男人的还是女人的。但是如果仔细地测量一下，马上就会发现男人的脑和女人的脑是不一样的。男女两性在脑结构上的明显差异主要存在于：

◎联结左右大脑半球新皮质的巨大神经纤维束——胼胝体；

◎连接左右半球古旧皮质的前连合；

◎大脑半球上与言语机能密切相关的颞叶上的颞平面部分；

◎其他大脑内部结构的差别。

（1）胼胝体的形状不一样

胼胝体是联结两侧大脑半球的新皮质纤维。女性胼胝体的后部较大且呈球状，男性的较小且呈管状。胼胝体是负责左右脑信息交流的，后部主要掌管视觉信息。女性较大的球状胼胝体后部，使女性可以不太费力地观察到很多男人总是注意不到的细节。

（2）前连合大小有别

与胼胝体一样，前连合也是由联系左右两半球的神经纤维构成，只是前连合主要由古老的皮质纤维构成。古老的皮质纤维指的是那些在进化中发育得更早的皮质，它们与我们的本能行为和情绪活动关系密切。

女性的前连合比男性的大，表明女性这个部位包含的神经纤维多。我们都有

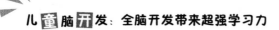

这样的经验，女性比男性在情感反应方面更为敏感，情绪活动多，也相对较为复杂。大脑前连合的差异可以在解剖学上解释男女两性为什么在情绪情感方面存在差异。

此外，现在还有一些研究发现，男同性恋者的前连合不仅比普通男性的大得多，甚至比女性的还要大。这提示了前连合与人的性取向有某种联系。

（3）颞平面大小有别

在我们大脑左右半球的颞叶里面，有个地方叫作颞平面。左半球的这个区域和言语感知机能密切联系在一起。女性左侧大脑的这个部位明显地大于男性。特别值得一提的是，颞平面的两性差异，在胎儿时期就已经存在了，而且具有统计学上的意义。这表明男女两性大脑结构上的差异是先天的，而不是后天造成的。

2. 男女两性左右半球特化程度不一样

男女两性在大脑功能的偏侧化程度上有所不同。一般来说，男性大脑的左右半球较女性大脑的左右半球有更明显的分化。在脑损伤导致的言语障碍的发生率上，这种差异已经较明显地反映出来。通常情况下，左脑损伤后，男性比女性更容易发生言语障碍。

更细致一些的研究还发现，男女两性出现言语障碍的脑损伤部位，也存在一些差异。大脑后部的损伤多使男性出现言语障碍，而大脑前部的损伤多造成女性失语，这也反映出男女两性在脑的特化上的差别。

此外，从脑损伤导致人出现言语障碍的程度，以及障碍恢复的速度上，也可以看出脑的偏侧化程度存在性别差别。一般来说，病变造成障碍的严重程度与特化的程度是成正比的，而恢复的速度则与其成反比。也就是说，脑的特化程度越高，脑损伤后出现言语障碍的程度越重，而恢复起来需要的时间也越长。临床上的观察发现，脑损伤造成的言语障碍的严重程度也是男性重于女性，而女性言语机能恢复得也比男性快。

3. 男女两性在认知机能上的差别

前面我们谈了两性在脑的结构和脑功能上的主要差别，这些差别对人的认知和行为有哪些影响呢？我们先来看一下对认知功能和高级心理活动方面的影响。许多研究表明，男性与女性在以下三个认知或高级心理活动方面有明显的差异：一是言语机能，二是空间操作机能，三是思维倾向。

女性往往在需要大量言语活动的领域比男性强。男性往往可以比较容易地胜任需要视—空间操作机能的工作，比如机械制图等。在思维倾向方面，男性多倾向抽象的推理活动，女性则多喜好形象的思维活动。

用更通俗的话来说：女性在言语功能方面比男性强；男性在视—空间操作方面比女性强；而在思维活动方面，并不能说谁比谁强，只能说男性多靠逻辑推理，女性多用直觉。

我们平常可以观察到一个现象，在口吃患者中，女性比较少见，而男性往往占了大多数。

很多人也许还有这样的经验：男女在吵架的时候，女性总是语词流畅，至少比男性的词要多，一句接着一句，不会卡壳；而男性在这时候往往会说不过女性，败下阵来，有时候有理也说不明白，表达不出来，所以干脆就不说了。

还有一个现象，大家可能也观察到了，那就是认路。男性到了一个新地方，过不了多久就会熟悉，往往不会出现找不到路的情况。相对来说，女性往往在认路方面不如男性，去了一个新地方，下次可能又找不到路了。或者去一个地方很多次了，让她自己去一回，还是有迷路的可能。

还有就是看地图，男性在这方面好像有缺陷的很少，而很喜欢看地图的女性大概也不多。

再从思维活动上来看，人们都有这种印象：一般来说，女性比较感性，男性比较理性。在与人交往过程中，比如说察言观色的时候，女性往往会超过男性。看待同样的事物，男性通常喜欢依据抽象的推理，女性则通常喜欢谈感觉。对于男性来说，直觉这个词往往用得不多，而女性则很内行。

所有这些认知活动上的差异都与两性在大脑两半球的机能特化上的差异有密切联系。男女两性在言语机能上的差别可以在解剖学上找到明确的解释，那就是我们前面提到过的，女性左脑颞平面（与人类言语机能密切关联的部位）明显地大于男性。男性在空间机能上的优势则与男性较发达的右半球有联系。最后，思维倾向的性别差异则可以在一定程度上归结为男性左右脑的特化程度较女性更明显，左脑在思维过程中的应用也就更明确。

男女两性在脑功能上的差异为我们进行职业选择和训练提供了一定的科学根据。男性如果做需要视—空间机能的工作，比如说开车或是机械加工等，往往比较得心应手，不仅做得快而且质量也好。女性如果选择那些需要言语感知和表达方面的工作，比如说外语教学等，往往也是比较容易胜任的。不过需要注意的是，这种差异并不是绝对的，而且也不是一成不变的。

下面是一些有代表性的认知作业和操作项目，其中有的男性做得好，有的女性比较擅长。

·请迅速在下面的几张图中找出和左边的房子一模一样的图。

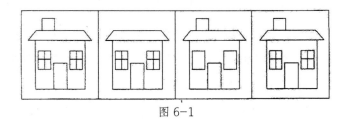

图 6-1

这是一个关于观察能力的测试，需要测试者具备对细节的把握能力。在这项测验上，女性往往比男性的成绩好。

我们在日常生活中也常常会有这样的经验，即女性往往能记住很多男性看不到的事物细节，一个人着装上的小变化，男性可能不会注意到，女性却很容易发现。在对事物的细微差别的觉察方面，女性比男性有着明显的优势。

· 最左边的图形通过空间旋转可以转变成其他几个图形吗？

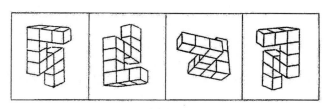

图 6-2

这项作业大概是男性最值得夸耀的了，在这项实验中，一般来讲，男性的成绩都会明显地优于女性，而且这种差别有时是相当显著的。

在门诊的时候，我们也遇到过前来咨询的学生，其中不乏女大学生来咨询学业上的一些问题。有的女生感到代数的学习困难并不大，但是一遇到需要在头脑中对三维立体形状进行操作时，比如做立体几何的题目时，问题就来了，她们对符号的理解没有多少困难，最难的就是在头脑中对空间的三维事物进行操作。

不过，有研究发现，患先天性肾上腺增生的女性在这类需要空间旋转作业的能力测试上成绩很好，由于雄激素先天分泌不足而患睾丸功能障碍的男性在空间操作能力上则表现很差。这些都提示，空间操作能力与人的激素，特别是性激素，有密切关系。有人曾对男同性恋被试者进行上述空间旋转机能的测定，结果发现他们的成绩明显低于普通男性。研究人员推测，人类智能中与动作相关的基因存在于 Y 染色体上，男女在空间机能上的差异就是由这一基因决定的，雄激素很可能在胎儿时期就参与了人的空间能力的发展。

·在一分钟内列举同一个音开头的字，或者列出同一种类的事物，比如说文具等。

b	把 爸 布 白 班 补 败 包 保 宝 背 被 北 不 比 毙 变 脖 博 搬 八 …… ……

图 6-3

在这项测试中，女性的成绩往往好于男性，这是由女性在语言流利性方面的优势决定的。

·做加减乘除的运算

73 41	$13 \times 3 - 19 + 53$ $2(17+2) + 12 - \dfrac{27}{3}$

图 6-4

在进行四则运算时，女性往往比男性的成绩好。经历过小学阶段学习的人大概都有这种感觉，在班里，数学成绩最好的往往是女生。

·想一想，如果播下的种子有70%能够成活，那么要想得到770棵树，需要播下多少粒种子呢？

1100	如果播下的种子有 70% 能够成活,那么要想得到 770 棵树,需要播下多少粒种子呢?

图 6-5

在进行这类题目的测试时,男性的成绩往往好于女性。这类测试虽然也是一种计算,但它与四则运算有明显的不同,就是需要进行逻辑推理。

·看一看,最左边的图形是不是也可以在其他几个图中找出来?

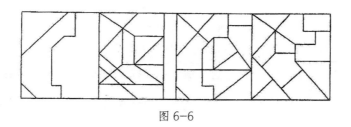

图 6-6

这是一个关于图形知觉能力的测试,男性在这种测试中的成绩往往比女性强。

·掷飞镖

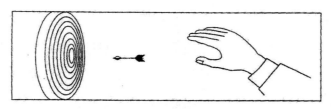

图 6-7

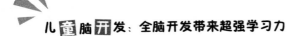

在需要瞄准、投掷等技能的运动测验项目中，男性的成绩往往比女性好。男性普遍比女性投得更准确，这要归功于男性的空间能力的优势，这和男性较发达的右脑也有关系。

·把木棍插入木板上的孔中

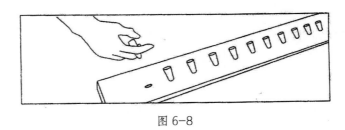

图 6-8

这也是一项运动技能的测试，但与前面的运动测试有所不同，这里考查的是手指协调操作的灵活性。女性在这种测试中往往会胜过男性。在日常生活中，我们也可以观察到类似的情况，比如一些女性可以熟练地打毛衣，这也是手指灵活性的充分表现。

4．男女两性在学习方式上的不同

男女两性在脑的结构和功能上有所不同，在认知机能上各有偏重，进而在学习方式上也是不一样的。

同样都是逻辑推理，男性更倾向于演绎法，女性则倾向于归纳法。男性常以一般性的原则或概念为起点，然后经过三段论式的推理过程，把一般性的原则应用于特殊的场合。用学习能力倾向测查量表进行测评的结果表明，男性往往在多项选择、快速测试中表现得比较好，因为这需要较强的演绎能力。

而女性往往喜欢从具体的实例出发，通过累积更多的例子来构建自己的概念体系，因而她们记住的细节比较多。在概念形成初期，女性往往可以很快地由特例开始建构普遍原则，这正好与男性相反。测评的结果也证实，如果题目是"举一个例子"，女性的得分往往要高于男性。

与上述的演绎和归纳相对应，男生和女生在抽象和具体方面也有较明显的差别，男生更喜欢抽象的推理，女生则更擅长具体的事物类比。这种差异表现在了课堂教学上：如果用黑板和粉笔，通过符号化的抽象推理来教数学，男生往往比女生更容易掌握；而用具体的实物来讲授数学原理的时候，女生往往觉得更适合。同女生比较起来，男生往往更喜欢抽象的关于哲学和逻辑方面的论争，而女生往往更喜欢关于具体事情的讨论。

5. 男女两性在其他心理素质上的差别

除去前面我们提到的男女两性在大脑结构、功能以及认知和学习方式上的差别以外，男女两性在其他心理素质上也有一定的差别。一般人可能都有这种感觉，在情感活动方面，女性往往比男性要细腻得多，也更为敏感，而且涉及的情感内容也比较丰富。男性想不到的地方，女性却往往观察得十分仔细，并且还很认真。

有人做过研究，拿事业和家庭来进行比较，看两性对哪一个更看重。结果正如人们所预料的，男性更看重事业，女性更看重家庭。这和我们所处的社会环境，特别是社会压力是有关系的。我们所处的时代，还没有消除男女社会分工的差别，对男性和女性的社会角色和发挥的作用仍然有一些偏见。人们对男性社会地位的要求普遍比女性要高，换句话说，就是对男性在事业上的作为是有一定要求的，也是不宽容的。这种偏见造成了一定的社会压力，在这种压力下，男性自然就会更看重事业。而女性，对事业的成功并不像男人那样看重，相反，对于家庭却十分重视。这也许和传统上男主外女主内的观念有一定联系。女性在事业上

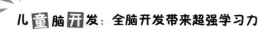
不成功并不会遭遇多大的社会压力，社会习俗在这方面对女性是宽容的，却在家庭方面对女性有较高的要求。

6. 男女两性在感官能力上的差别

男性目光集中，女性视野较宽。国外有人对过马路发生的交通事故的数量进行了性别比较，结果发现存在明显的性别差异，且男性多于女性。男性由于目光集中，或者说管状视野的缘故，在过马路时往往只盯住前面的目标，没有注意到周围驶过来的车辆，因此发生交通事故的概率会大一些。而女性由于视野较宽，可以注意到周围驶过来的车辆并及时躲开。

7. 男女两性脑功能的差别从小就存在

细心的家长不难发现，男孩和女孩喜欢玩的游戏是不一样的。男孩多喜欢操作性强的、体力消耗较大的游戏，女孩则多喜欢与人打交道的游戏，比如说"过家家"一类的游戏。这种差别与脑和激素有直接的关系。

动物行为学的研究发现，幼猴的玩耍方式有性别差异：雄性幼猴比雌性幼猴活泼，但是行为鲁莽，它们模仿恐吓行为，假扮打架或摔跤的次数明显多于雌猴；而雌猴比较喜欢和比自己更小的猴子玩耍，扮演类似母亲的角色。为了探讨猴子这种玩耍方式的性别差异是怎样形成的，美国威斯康星大学的研究人员做了这样一个实验：他们给怀孕的雌猴注射雄激素，结果发现，生下来的雌性小猴子的玩耍方式变得与雄猴没有什么差别了，但是如果在小猴出生以后再注射雄激素，这个效果就没有了。下表是实验的结果。

表6-1　猴子玩耍行为与激素的关系

猴子组别	游戏类型
正常雌猴	雌性玩耍
正常雄猴	雄性玩耍
胎儿期注射雄激素的雌猴	雄性玩耍
出生后注射雄激素的雌猴	雌性玩耍

在胎儿期注射的雄激素可以通过胎盘作用于胎儿的头脑，从而使小猴一生下来就具备了某种行为方式。猴子玩耍方式的性别差异看来是取决于胎儿期的头脑受到哪种激素的作用。

当然在人类身上不能做这样的实验，但是人类有一种疾病，叫先天性肾上腺增生，这种病症给我们提供了一种自然观察的机会。先天性肾上腺增生是由于肾上腺皮质激素的合成酶先天不足而导致的病症。如果得这种病的是女孩，那么在胎儿期就会分泌出大量的雄激素。观察的结果是，这样的女孩不喜欢"过家家"等女孩感兴趣的玩耍方式，相反，她们更愿意和男孩在一起玩一些淘气的游戏。研究人员还对这样的女孩喜欢什么样的玩具做了实验性的观察，做法是给这些孩子不同种类的玩具，有汽车和飞机的模型、娃娃、过家家玩具等，看看她们选择哪些。观察结果发现，从玩耍每个种类玩具的时间上看，她们更喜欢男孩喜欢的玩具，而对女孩喜欢的娃娃一类的玩具没有多大的兴趣。从这个观察我们可以看出，人类幼儿也是这样，对游戏的选择和玩耍方式受到了胎儿期激素对头脑作用的影响。

8. 因性施教

为什么我们要了解男女两性大脑的结构和功能上的不同、认知机能上的偏

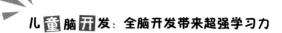

重、心理素质上的特点，以及学习方式上的差异呢？了解这些有什么实际意义呢？对这些问题的回答是，了解这些非常重要，因为这些就是因性施教的科学基础，而因性施教是很有效的教育方法。

看下面这个事实：在美国一所小学里，专家们对教师进行了为期 6 个月的培训，内容有关男孩和女孩学习方式的知识传播和如何因性施教，结果发现，这所学校的学生违反纪律的事件因此减少了 35%。经过培训后，另一所小学发生的情况更让人兴奋，校长说："原来办公桌上总是一大摞一大摞的不及格成绩单和违反纪律的报告，现在全改变了。"违反纪律的现象直线下降，违反纪律的性别差异（通常是男生远远多于女生）也明显地缩小了。这个学校学生的成绩在全州排名第一。

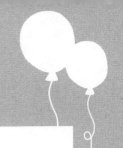

开发不同性别孩子的大脑

脑的性别差异告诉我们,应该尊重男女大脑的差别,合理地进行科学的教育和训练,要依据两性在脑结构和机能上的不同,扬其长,补其短。

（1）对于男孩

在语言上多下点儿功夫,特别是要提高他的表达能力,否则将来这方面会对他的发展有所阻碍。

选择一些有意思的语言方面的作业,比如据理力争,让他学会发挥自己在逻辑思维方面的优势,同时带动他的言语机能,在与人争辩的过程中提高表达能力。

（2）对于女孩

鼓励她多参加一些学校组织的球类方面的体育竞技活动,在运动的同时提高空间操作能力,为日后学习更复杂的数学打好基础。

还可以进行魔方训练。复原魔方需要较强的空间思维能力,是一个很好的智力训练手段。玩魔方可以有效地提高女孩大脑右半球对空间物体的知觉表象能力,提高她在头脑中通过表象对空间事物的把握和操纵。经验表明,对女孩多进行这方面的训练对于她的数学机能十分有益。

与魔方类似的还有一些智力玩具,比如中国古代的各种拼搭类玩具,像七巧板、孔明锁、九连环等,都是很好的可以用来对女孩进行空间能力训练的玩具。

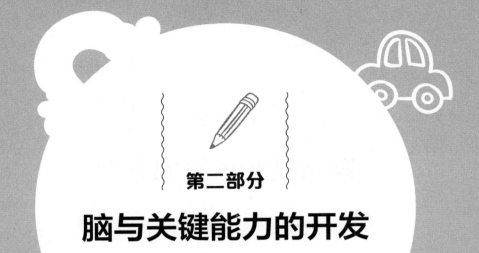

第二部分

脑与关键能力的开发

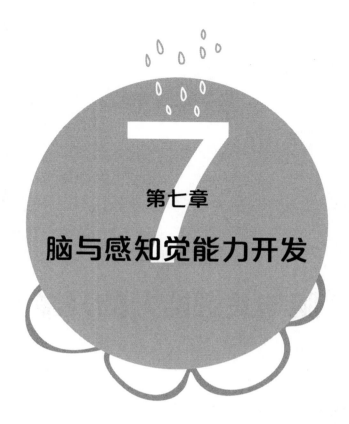

第七章

脑与感知觉能力开发

脑科学提要

¤ 人认识事物的感性阶段有两个基本过程：一是感觉，另一个是知觉。感觉与知觉都是人脑对客观事物的反映，但是感觉与知觉是不一样的：
  · 感觉是对外界事物个别属性的反映
  · 知觉是对外界事物整体的反映

¤ 人类的智能活动离不开具体的感知觉，感知觉开发是脑开发的基础环节，只有打好了这个基础，各种复杂认知活动的上层建筑才能更加辉煌

1. 感觉和知觉

人脑对事物的认识有个感性阶段，在这个阶段里，人有两个最基本的心理过程，即感觉和知觉。

感觉和知觉都是人脑对客观事物的反映，但是感觉和知觉是不一样的。感觉是人脑对直接作用于感觉器官的客观事物的个别属性的反映。我们人类生活的环境充满了各种各样的丰富多彩的事物，这些事物以不断变化着的光、声、味、温度以及其他各种物理属性与我们的感觉器官打交道。我们的感觉器官接收着这些物理信息的刺激，反射到大脑，形成了对事物的颜色、声音、气味、冷热等各种感受，这些感受就是感觉。除去对外界事物的感受以外，对于我们自己的身体，大脑也可以通过相应的感觉器官感受到运动、姿势、心跳、饥饱、劳累等，这些也都是我们的感觉。不过，不论是哪一种感觉，都有一个共性，就是它反映的只是事物的个别属性，不是一个完整事物的整体反映。比如说黄颜色，它可以是黄花的颜色，也可以是黄纸的色彩，还可以是香蕉皮的颜色，所以"黄"只是某一事物的个别属性。同时，我们也可以认识到，感觉总是和具体的事物连在一起而存在的。

知觉与感觉不同，知觉不是对事物单一属性的反映，而是对客观事物的各种不同属性、各个不同部分及其相互之间关系的综合反映。知觉是一个十分重要的心理学概念，虽然这是一个有点儿学术性的用语，但理解起来并不困难，只是我们平时不太注意这个问题。现在要谈幼儿的认知机能，讲脑开发，那就十分有必要先把这个概念弄清楚了。

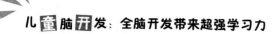

知觉和感觉不是一回事，从进化的角度看，知觉比感觉要高一个等级，做个比喻的话，知觉就好比是在感觉的基础上建立起来的上层建筑。没有感觉作为基础，就没有知觉的发展。举个例子，我们看到一个苹果，认出它是一个苹果，这是我们对苹果的知觉，苹果在我们头脑中是一个整体的反映，它包含了苹果的颜色、苹果的香味，以及苹果的形状等，这些特性就是我们对苹果的感觉，正是在这些感觉的整合的基础上，我们才能认出这是一个苹果。

感知觉的开发涉及各个感觉器官的发展和机能。

2. 视觉系统的发展

小孩刚出生就做好了生理上看世界的准备，接下来就是怎样发展他的视觉机能了。

直到 20 世纪 60 年代，人们还以为新生儿是没有视觉能力的。因为婴儿没有言语，我们又没有客观方法来证明他是否能看到生活的世界了。20 世纪 60 年代以后，研究者们设计了巧妙的实验，通过观察婴儿对物体注视模式的变化来验证他的视觉能力。结果发现，婴儿刚出生就具备看见东西的本领了。

比如，刚出生的婴儿对运动性的物体有一种偏好。如果在他的面前呈现一个运动的物体，他的吸吮速度会有所减慢，由于他的视觉追踪机能还没有发育好，他的眼球不能跟着运动着的物体走，表现出来的是一种跳跃式的与运动轨迹相吻合的眼球运动。婴儿这种对运动物体的偏好具有进化上的重要意义，因为运动着的东西一般更具危险性。另外，对运动物体的偏好也可以使婴儿能够更好地观察外界事物。因为当物体处于运动状态时，属于同一物体的东西会跟着一起动，实验证明，婴儿正是这样来认识同一个物体的。所以可以说，婴儿早期表现出来的视觉机能似乎能说明婴儿的视觉具有某种先天性。一定程度上，婴儿的视觉器官已经在生理上准备好了观察世界。接下来的重点是我们怎样有效利用这种先天具备的，但发育还不是很完备的视觉机能来促进他们认识这个世界，也就是发展基于经验的感知觉机能。

3. 听觉系统的发展

与视觉系统类似，孩子刚出生就具备了生理上听世界的准备。有研究显示，在怀孕的最后几个星期，胎儿的听觉系统就已经基本发展到位了，剩下来的就是准备接受新世界的刺激并积累经验了。有人对新生儿进行过研究，发现他们会把头自然地转向发出声音的地点。研究人员还发现，新生儿对自己母亲的声音很敏感，这种情况得到了多次重复性的验证，这表明新生儿已经具备了一定程度的听觉能力。

另有一些研究更细致地探讨了新生儿对不同品质的声音的分辨能力。研究发现，婴儿与成人在绝对听觉上是一样的，在分辨高频音方面表现得更好。实验还显示，他们可以分辨纯音在强度和频率上的细微差异。这些都表明，从发育的程度上看，婴儿的听觉系统比视觉系统发育得更充分。

这个结论提示我们，十个月以下婴儿的主要感觉是听觉。如果此时给婴儿同时呈现两个不同的信息，一个是视觉性的，一个是听觉性的，那么婴儿很可能会去注意听觉信息，而对视觉信息有所忽略。而在十个月以后，情况就会像成人一样了，那时听觉信息的优势会让位给视觉信息。成人就是这样的，每天接触和接收的最主要的是视觉信息。

虽然婴儿的视觉和听觉系统在出生时就已基本做好了看世界和听世界的准备，但这并不表示他们看到和听到的跟成人是一样的。我们看到和听到的世界是有组织、有结构的，世界并不是由杂乱无章的光和声混在一起的大杂烩，新生儿的世界却并非如此。皮亚杰曾经很形象地描述了新生儿的世界："一开始的世界是没有物体的，只有飘摇、虚幻、不实际的影像。这个影像出现后又会被别的东

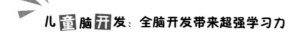
西吸收进去，有时就不再出来了，有时换了一个样子出来。"儿童与他周围的物理世界发生着互动，正是在这些互动中，世界逐渐变成了我们现在看到和听到的样子，这些都是需要经过学习和经验的累积才能完成的复杂过程。

4. 其他感觉系统的发展

（1）嗅觉

近年来的研究发现，与嗅觉对于我们生活的重要性相比，我们以往给予它的重视程度是很不够的。心理学和行为科学的研究显示，人类的正常生活离不开嗅觉，嗅觉在人的众多行为中起着重要作用，比如说饮食、记忆以及性生活等。我们也在不知不觉中运用着自己的嗅觉，比如在各种情境中，我们对他人的气味有着高度的感知，并且可以通过嗅觉辨认家人和朋友。哺乳动物的幼崽在睁开眼睛之前便可以学会将气味与其母亲联系在一起，人类的婴儿虽然很难与它们相比，但婴儿的嗅觉也是在出生之前便已具备的。嗅觉在婴儿感知觉中的作用正受到人们越来越多的关注。

（2）味觉

人类味道的感受器几乎都分布在舌头上，人类能够感知四种基本味道，即我们平时说的甜、酸、苦、辣。这四种味道在舌头上的分布不是均匀的：舌尖对甜味的感受最敏锐；舌头的两侧对酸味感受最强烈；舌头的后部及咽喉的前部最容易觉察到苦味；对辣的感受，则是舌头的前端和两侧最敏感。这种分布与人类的饮食行为有一定程度的吻合，并具有一定的保护作用。我们可以用舌尖来品尝食物，因为它对甜味敏感。有毒的物品一般都是有苦味的，舌头后部对这种味道敏感，可以形成最后也是最关键的一道防卫机制，苦味可以在这里引起呕吐，因而阻止有害食品入胃。

（3）触觉

触觉对于我们认知世界非常重要，在日常生活中占有重要位置，可能是由于视觉和听觉太重要了，以至于我们往往忽略了触觉。其实我们各个感官都是互相联系、必不可少的，都需要培育和开发。

婴儿心理学的研究表明，触觉是婴儿认识世界的主要手段，在婴儿的认知活动以及与父母的依恋关系的形成过程中起着非常重要的作用。婴儿出生后就有了触觉反应，当母亲的乳头接触到婴儿的嘴或面颊时，他马上就会有反应，做出吸吮和觅食的动作。当你用物体碰触他的手掌时，他就会出现抓握的动作反应。在婴儿哭的时候，抚摸他的腹部和面部，他就可以停下来。这些都表明婴儿的触觉反应已经形成，他已经可以通过触觉来感受和认识这个世界了。婴儿在四五个月的时候，视觉和触觉的联系已发展起来，有了视—触协调能力，这时他已经可以有意识地通过视觉和触觉的联合来主动摸索物体，认识周围的环境了。

5. 知觉发展的关键期

前面我们提到，知觉是在感觉的基础上发展起来的。孩子一出生就有了视、听、触等各种感觉，随后便开始了知觉的迅速发展。知觉有很多种，我们最常用到的，也是在婴幼儿早期教育中比较容易操作的，是几种空间知觉，比如对物体形状的知觉、大小的知觉，以及对方位的知觉。这些知觉都有它们各自发展的关键期。

（1）形状知觉

2~5岁是儿童形状知觉发展的关键期。形状知觉与几何图形的辨识和掌握有直接的关系，而认识几何图形是学好数学的基础，因此，抓住时机，及时地开发

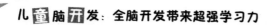
儿童的形状知觉会有效地促进儿童日后对数学机能的掌握。

（2）大小知觉

大小知觉较形状知觉的发展稍晚一些。这是因为大小是相对的，辨别物体的大小比辨别物体的形状难度大一些。对平面图形大小的辨别比对三维立体体积大小的辨别发展得早一些。2~3 岁是儿童对平面图形大小知觉发展的关键期，3~5 岁是儿童对体积大小知觉发展的关键期。

（3）方位知觉

方位知觉包括上和下、前和后、左和右等。2~3 岁是儿童发展上下知觉的关键期；3~4 岁是发展前后知觉的关键期；5 岁左右是发展以自身为中心的左右定位的关键期。

许多家长及小学老师都有这样的经验，不少儿童在学习运算和汉字的时候出现困难，他们常将数字 3 写颠倒，分不清 b 和 d、p 和 q，在书写汉字时常将偏旁部首写反了。这与儿童的方位知觉没有发育好有直接关系，如果能及早在方位知觉发展的关键期加强训练，就可以有效地避免这些问题。

6. 感知觉开发的意义

脑科学和心理学的研究证实，人类的智能活动离不开具体的感知觉。1949 年，一位叫作赫布的心理学家进行了一项著名的"感觉剥夺"实验。实验时将自愿受试者放到一个特制的屋子里，在这间屋子里，没有光，没有声音，没有气味等，总之，什么都没有。人的各感觉器官得不到任何刺激，受试者戴着软绵绵的手套，从肘到指尖，从膝盖到脚尖，都包上了东西，以限制感觉。除了吃饭和大小便以外，受试者一天 24 小时躺在舒服的床上，整整待上 4 天。出来后，再测试行为和智能活动。结果发现，受试者出来后，动作变得不协调了，错误百出，智能活动也出现了障碍。比如，让受试者将一根小棍插入一个洞里，要求不能碰到洞壁，结果一些受试者始终完不成这个原来完全没有问题的简单技能活动。显然，这个实验说明，人的智能活动离不开具体的感知活动，当感知活动被剥夺后，智能活动便会出现障碍。

感知觉能力的提高可以促进人的发展，感知能力强是很多有成就的人的特征。美国卫生、教育和福利部有个专门负责特殊人才的办公室，这个办公室曾为那些想培育天才儿童的家长提供了一份材料，列举了那些聪明过人的天赋儿童的一些典型行为，比如善于观察、非常好奇是这些天赋儿童的突出特点。中国科学院心理研究所"中国超常儿童追踪研究协作组"自 1978 年开始，在全国范围内对 55 名各种类型的超常儿童进行了历时 3 年的调查研究，结果也发现，虽然超常儿童的心理发展类型和程度不尽相同，但其心理发展有一些共同特点，其中也都包括敏锐的感知觉和良好的观察力。由此可见，感知能力的发展对于人的成长和发展十分重要。

培养一个感觉敏锐的孩子

　　丰富的环境刺激是提高感知觉能力的前提。儿童的感知觉活动，开始是无目的的，随着年龄的增长，逐步过渡到有意识的感知。有意识地支配对事物的感知，最明显的就是观察活动。

　　（1）尽量丰富儿童的生活环境，让他的空间充满视觉的、听觉的、嗅觉的玩具，以及各种各样可以触摸和操作的东西，让他的感官从小就在各种各样、丰富多彩的环境刺激下得到及时的培育。

　　（2）带孩子到植物园和动物园，让他尽情地玩一玩，然后让他用语言描述看到的各种花草和动物，促进儿童从无意感知到有意感知活动的转化。

　　（3）带孩子出去的时候，多让他进行观察活动，这样可以通过大量有趣的观察活动提高儿童的感知觉能力。

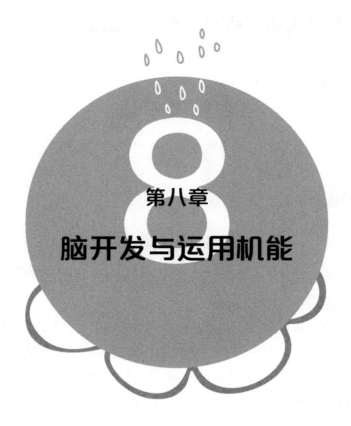

第八章

脑开发与运用机能

脑科学提要

¤ 运用机能是被人们忽略了的脑的重要机能

¤ 人类所具有的熟练机能的神经基础就是人脑的运用机能

¤ 脑损伤会造成"失用症",表明运用机能是人脑的一个专门化机能

¤ 涉及简单步骤的运用机能的脑区在 4~5 岁时成熟

¤ 涉及复杂的连续步骤的运用机能的脑区在 6~7 岁时成熟

¤ 运用机能有各个层次,从单纯的躯体运用,到意念和躯体动作的组合,再到复杂的概念和结构性操作,体现了运用机能发展由简到繁的过程

¤ 意念——运动的联结是人类大部分运用机能的一个关键环节

¤ 运用机能可以通过有效训练得到明显提高

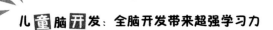
1. 什么是运用机能?

运用机能是一个很少被单独提到的脑功能，事实上很少有人把它与脑的特定功能联系在一起，然而它却是近些年被科学，特别是被临床神经心理学研究证明的一个十分重要的人类特有的机能。

什么是运用? 运用指的是有目的的、系列化了的（或程序化了的）行动，运用是对躯体和空间的操作，是在时间的维度上展开的程序化的技能性活动。运用机能在人类进化上有着重大的意义。人类区别其他物种的一个最重要特征就是人类可以使用工具，而使用工具正是最基本的运用机能。

2. 运用机能与脑

直到近些年，运用机能与脑的关系才得到人们的注意。到目前为止，我们对运用机能和脑的关系的研究还是不够深入，很多内容还很不清楚。

运用机能与脑的关系最直接也是最有力的证据是脑损伤后出现的各种类型的"失用症"。这些"失用症"从不同角度揭示了运用的几个层次，以及运用与脑结构的关系，丰富了我们对这个人类特有机能的认识。

首先，运用的最基本层次是单纯的躯体性或肢体性的运用，大脑皮层某些部分的损伤，特别是顶叶结构，会导致患者出现肢体运用不能的症状。比如：以前使用筷子非常熟练的人，可能突然不会用筷子了；以前曾是出色的技工，可能突然不会使用锤子了。

意念—运动性失用是另一种运用障碍的表现，它的存在揭示了运用机能一个十分重要的环节，即意念和躯体运动的联结是大部分运用机能的基础。脑损伤可以使人产生如下临床症状：病人不会按要求做打电话的姿势了；让他用手势表示如何有礼貌地与人再见，他也做不出来，尽管他完全可以灵活地使用他的手臂、手掌、手腕，但就是不会让这些个别的动作组合成一个有意义的表示再见的姿势。

意念性失用是更高一层的运用障碍，患者在脑损伤之后，完成不了需要一定程序化组织的行为，比如沏茶。病人丧失了原有的将分散的个别动作按照一定的程序组织起来，以完成一个有目的的、具体的、有意义的行为的功能。

还有一种比较特别的运用机能障碍，叫作"结构性失用"，这种运用障碍一般是在实验室通过专门检查发现的，很容易被人忽略，但是这种类型的失用并不少见，特别是大脑右半球的顶叶有了损伤。"结构性失用"主要表现为患者进行一些需要运用二维特别是三维空间进行结构性作业的时候出现了障碍，比如，让他用木块拼搭出一个有立体结构的形状、让他简单地模仿你的样子、用火柴棍摆出一种空间结构的模型等。这些对于正常人来说是很容易的，但是对于患有"结构性失用"的病人可就相当困难了。有的"结构性失用"病人画不出立体的图，模仿也十分困难。

虽然"结构性失用"是人们在实验室的特殊情况下发现的一种运用障碍，但是它的存在给我们提出了一个值得深入研究和重视的运用机能的形式，即对空间结构的运用。事实上，我们有很多功能是这种类型的运用，只是平时没有留意，对此习以为常罢了。比如，搭个棚子、做个立体模型、画个立体图、编织个东西等，这些活动都离不开对空间结构的掌握和操作。

现代发育神经心理学研究的结果告诉我们，不同的运用机能由不同的脑区掌管，而不同的脑区是在不同年龄阶段成熟的，这对我们培育儿童的运用机能有着重要的指导意义。

对于一个3岁左右的幼儿，从教育实践中可以知道，如果教他完成一些涉及多个步骤的复杂技能，一般情况下他是做不到的。为什么呢？因为他的大脑皮层

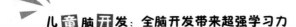

中的第6区（位于额叶的运动前区，见图8-1）还没有发育成熟，而这个区域是管理复杂步骤的连续运用机能的。所以，要培育儿童完成难度大的多个步骤连续的运用机能，最好等到六七岁，那时大脑的这个区域才发育成熟。

三四岁的时候，幼儿可以完成一些简单的运用机能，那是因为大脑皮层中的第4区（位于额叶的运动前区，见图8-1）发育成熟了，而这个第4区负责简单步骤的运用机能。

所以，我们对孩子的培育要与孩子大脑的发育和成熟情况一致，这样才会事半功倍，否则会事倍功半，得不偿失。

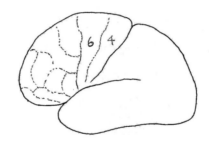

图8-1　大脑额叶外表面功能区（第4区和第6区）示意图

3. 精细动作

精细动作是人类运用机能的重要组成部分，运用机能的完成往往需要多种精细动作，特别是手的动作配合。精细动作的发展是随着人类的进化，特别是人类社会文明和技术的进步而愈渐复杂的，尤其是两手的动作，是人类区别于其他高等动物的特征。人手能操作的复杂动作是其他动物无法完成的，就是与猿类比较，这种区别也非常大。

从动作的个体演化顺序来看，相对较粗大动作来说，精细动作发育成熟得晚一些，它是在粗大动作的基础上发展起来的。

4. 模仿能力

运用机能的掌握离不开人类的模仿机能。我们学习各种运用机能的一个重要前提是，能够重复他人的动作。这种重复他人动作的机能是大脑十分重要的学习活动。幼儿面对生存环境，不是仅靠本能就可以适应的，而是他需要在长辈的哺育下，掌握很多生活技能，才能够适应变化的环境。在这个过程中，模仿长辈或同龄人的活动就是学习和掌握各种运用机能的重要基础。

人的模仿能力不是一成不变的，它可以在练习中得到提高，人在通过模仿机能掌握各种运用机能的同时，模仿机能也得到了长足的发展，运用和模仿可以互相促进，共同提高。它们有着相辅相成、相映生辉的关系。

5. 感觉统合

虽然对于运用机能，人们还不熟悉，但是如果说到"感觉统合"，或是"感觉统合失调"，大概有很多家长都知道。在这里，说一说运用机能与感觉统合之间的关系。

感觉统合失调是指一些儿童动作不协调，走路易跌倒，平衡机能有问题，精细动作不易完成。这是大脑运动系统在发育过程中出现的问题。从专业角度来看，这属于锥体系统和锥体外系统之间没有充分配合好的表现。

锥体系统指的是从大脑皮层运动区神经元发动神经冲动到脊髓前角细胞，以支配相关肌肉操作的过程。但是，这个过程的准确进行，还需要掌管身体平衡的前庭和小脑等众多部位的配合。人的所有有目的的动作其实都是在这两个系统充分配合的基础上完成的。锥体系统和锥体外系统的协同配合也正是人的运用机能的神经基础。换句话说，感觉统合失调其实也可以被看作人的运用机能发育不良的一种表现，只是运用机能一般会更多地涉及人的多种认知活动。

因此感觉统合失调的矫治，如果涉及人的认知活动，比如阅读、书写和计算

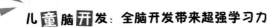

等，应该从运用机能培育的高度来进行矫治。

目前，感觉统合的训练机构，以及在这方面接受训练的儿童，从数量来看，我国早已走到了世界的前列，没有哪个国家像我们这样重视感觉统合训练。不论是公立医院还是私立医院，也包括其他民间机构，只要涉及儿童保健的地方，或多或少都会遇到这方面的操作。但是这些操作并没有得到人们的普遍认同，相反，还有不少人对此产生了一定的疑问：为什么别的国家不做了，我们还这样大张旗鼓地做呢？

这主要是由三方面原因造成的：首先，感统训练对儿童身体发育并没有什么不好的作用，训练总归不是什么坏事，对儿童身体的发育还会有促进作用；其次，感统训练对技术要求没有那么高，操作上比较容易，从商业运作的角度看，有很强的实用性；第三，现实中确实存在一些学习有问题的儿童同时存在着感觉统合方面的问题。

国外之所以不像以前那样对感觉统合那么重视，原因主要是大量的经验和研究证明，虽然感觉统合训练对个别学习障碍的患儿有一定的帮助作用，但对于大多数存在学习障碍的儿童来说，这种训练并不能真正解决数学计算或文字阅读困难问题。

其实，这个问题很好解决。一方面是对症下药，不要一遇到学习上存在障碍的儿童，就考虑用感觉统合来训练。这样做太浪费，也十分没有必要。而对于确实需要的患儿，则一定要进行这样的训练。比如存在发育性运用障碍的儿童，而且这样的儿童并不少见。

存在发育性运用障碍的儿童在日常生活中可以很容易地被识别出来，比如：精细动作做不好，捡小物品困难，不能做好穿针引线的动作，也用不好筷子；大的动作也出现问题，灵活性很差，球拍不好，或拍不了多少下，不会跳绳；需要身体左右侧或上下肢共同配合的技巧性动作完成不了，或完成得很差；有的孩子走路时还会出现不自然的情况，甚至会有所谓的"一顺"现象，尤其是当有人看着的时候更容易出现。

另一方面，也是更为重要的，就是将感觉统合训练升级。升级到运用机能上来，这样国内的这方面工作就真的从科学角度走到了世界的前列。

把感觉统合训练提升到运用机能上来的一个最基本的要求，就是把原来训练的重点，即各感觉之间的统合以及前庭功能的训练，提升为更高层级的由大脑额叶运动和运动前区及皮层下诸部位共同参与的系列化运作过程。具体来说，就是把重点放到训练儿童通过在时间和空间的关系中组合不同的动作，来完成复杂的有目的的行为，比如模仿哑剧中不同职业人物的不同动作及其组合。

6. 不容忽视的"现代失写症"

现代科技的发展提高了人类的生活质量，然而，事物总是一分为二的，对于高科技产品的过度使用也会对人类本身的进化产生一定的副作用。事实上，我们已经发现了不少伴随着高科技产品的应用而出现的"现代病"。比如，与人类运用机能密切相关的"现代失写症"。

由于电脑的广泛使用，现在已有不少人，不论做什么，只要是和写东西有关的工作，全部都交给电脑了。长时间不动手写字导致有人出现了提笔写不出字的现象：字是认得，电脑上也可以通过拼音打出来，而且速度也不慢，但如果让他用笔写出来，却忽然发现有困难了。这就有点儿像我们对待繁体字的情况，看繁体字是没有问题的，而且阅读速度也不慢，但是写不出来。因为我们只是在读的时候用到繁体字，书写时是不用的，不书写就掌握不了。对汉字也一样，如果长期不写汉字，自然就会出现写不好、写不了的情况。鉴于此，应该开展书写汉字的专门训练，写字课要加强，否则会丧失祖先留给我们的一个重要本领——书写。那样的话，不仅书面表达会出现问题，还会丢掉我们本来可以用来提高大脑功能的方法，失掉书写汉字对大脑开发的作用。

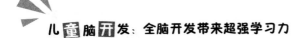

7. 矫治发育性运用障碍

发育性运用障碍是一种并不少见的主要在儿童中出现的神经心理障碍，但是由于缺乏对它的科学了解和认识，所以一直没有得到人们的重视。不过，如果我们把这种障碍的表现描述出来，很多家长和老师都不会感到陌生。

病例：

同同是一名小学五年级的学生，各科成绩都比较优秀，家长和老师为此也感到十分高兴，但是有一件事让家长和老师非常头痛，就是同同的肢体动作不协调，体育活动能力很差，不爱玩游戏。不是不想玩，而是玩不好，同龄的同学不愿意带他一起玩。他的动作不协调，严重的时候影响到了他与同学的交往。比如，在列队走路的时候，如果有人注意到他，他就会出现"一顺"，即左脚和左臂一同向前，右脚和右臂一同向后的走路方式，每当出现这种情况，同学们就会笑起来，而他也就格外紧张，结果是越紧张越"一顺"，搞得十分尴尬。经过医院诊断，同同的问题就是典型的发育性运用障碍。

发育性运用障碍是需要及早进行矫治的，矫治这种障碍有一种十分有效的办法，就是采用神经心理学上的运用机能训练。这方面的训练需要一定的专业指导，所以，如果孩子有这方面的问题，建议先去找神经心理医生咨询一下，进行相应的测查，明确诊断，然后按照医生开具的训练处方进行训练。

此外，现在各地开展的感觉统合训练对发育性运用障碍也比较有效。通过对肢体运动和平衡机能的训练可以提高儿童对自己身体的控制和操作水平，有效地提高运用机能。

 怎么做？ | **动手能力的培养**

　　运用机能是人类大脑的一项重要机能，随着脑科学的发展，这种机能必定会受到人们应有的重视。

　　（1）重视手工课，提高动手操作能力。普通小学的手工课实际上就是一种运用机能的训练课程，要求孩子上好每一节手工课，这样会有效地提高他的运用技能。

　　（2）多让孩子参加一些需要肢体动作技巧的游戏。

　　（3）让孩子学会游泳、骑车等技能。

第九章

脑开发与注意品质培养

脑科学提要

¤ 注意是人脑的一个基本功能，它是认知活动的基础

¤ 人脑的第一基本功能区，包括脑干中的网状系统，与人的注意品质密切相关

¤ 脑的第一基本功能区成熟得比较早，所以注意问题多发生在早期，学前期就可以表现出来了

¤ 注意可分为有意注意和无意注意，与学习密切相关的是有意注意；注意品质与注意的广度、注意的分配和转移能力有关

¤ 人的注意机能可以在训练中得到提高

1. 注意是什么？

注意是人的一种心理过程，表现为人对一定事物的指向或集中。这个对象可以是外部世界的事物，比如，周围人的行动、外界物体、发生的事情，也可以是自己的行为、内心的观念或心理活动。

你给孩子讲故事的时候，孩子眼睛看着你，放下了手里的玩具并且认真地听，就是我们都很熟悉的注意活动。在某一时刻，我们的心理活动总是指向一个特定的对象，这就是注意状态。注意不是一个独立的心理活动，它与其他心理机能难以分开，而且是其他心理活动正常进行的前提。很难想象一个心不在焉写字的孩子会不出错。上课的时候，老师们常挂在嘴边的一句话就是"注意听讲"。

中国古代有一个"学弈"的故事，讲的是一位有名的棋手收了两个徒弟，一个徒弟在学习的时候非常认真，专心听讲，技艺增长很快，另一个却三心二意，脑子里老想着别的事，结果一无所获。这个故事形象地说明了注意在人的认知和学习活动中的重要意义。

（1）注意分为无意注意和有意注意

人们在注意的时候，经常是有目的的，这时发生的注意过程为有意注意；但注意并不总是有目的的，很多情况下，我们是在无目的地注意着周围发生的事情，这时所发生的注意过程为无意注意。

有意注意也被称为随意注意，它是一种意志努力的结果，虽然这种意志的努力在很多情况下容易操作，我们并不感到有什么困难，但要长期保持有意注意，

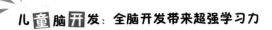
那就真要付出不少努力了。有意注意对人的发展十分重要，没有这种有预定目的的注意过程，人们就无法有效完成各种生存和发展的活动。

无意注意也被称为不随意注意，它不需要我们做什么特别的努力，往往是在周围事物发生变化时自然发生的。环境的变化是一种刺激，在这种刺激的直接影响下，人就会不由自主地注意到这些变化，这有助于对危险情境保持警觉，及时捕捉有利的变化。这是人类生存的一种本能，是一种探究行为，是在进化过程中发展出来的机能。

除了无意注意和有意注意的区分，注意还有下述几个主要特性。

（2）注意的选择性

注意是对一定事物的选择，这是注意的一个重要特性，我们称之为注意的选择性。我们日常生活和工作中会发生各种事情，信息无处不在，但是有很多事物与我们的生活没有什么直接关系，有大量的信息我们没有必要去关心，所以我们需要从众多信息中选择对我们有用的内容。没有注意的选择性，我们就无法从众多事物中找到对我们来说是重要或感兴趣的事物，并有效处理。

有意注意对儿童认知机能的发展和学业的发展都是很重要的，有意注意的开发还可以提高自制力。

幼儿的注意选择性，受到下述因素的影响：

第一，兴趣和情绪活动的指向。即便是在同一间屋里，从事同一种活动，孩子注意的对象也会有所不同，他们很容易受情绪和兴趣的影响。因此，要根据不同年龄儿童的兴趣所在，选用那些符合他们兴趣的内容来进行注意的训练，不要使用枯燥的、提不起孩子兴趣的内容。

第二，教育方式。如果你夸奖一个孩子搭积木搭得好，玩火车的孩子就有可能也来玩搭积木的游戏，对孩子的行为采用的是奖励还是处罚，会直接影响到孩子对事物的选择。这说明在训练的时候，应该尽量多用表扬的方式，少用或不用批评的方式，用鼓励的手段促进孩子注意选择性的发展。

第三，幼儿认知发展水平。发展心理学的实验表明，当呈现给儿童一幅画面时，儿童一般选择画面中那些自己认识和熟悉的事物而加以注意。这个因素要求我们在培育儿童注意选择性的时候，不要用那些超出他们认知能力的内容来训练，而应当使用那些他们能够认知和把握的材料作为训练内容。

（3）注意的稳定性

注意的稳定性说的是注意在时间上的特征。它指人能否长时间地将注意保持在感知某种事物或从事某种活动上的能力。人类从事的很多工作都需要这种能力，如果一个孩子干什么事情都只是三分钟热情，家长一定非常着急。道理很清楚，没有注意的稳定性，什么事情都干不好。

这里有一个小实验，我们可以来做一下，加深我们对注意稳定性的理解。

看下面这张图，你看到了什么？观察时间长一点儿，又看到什么了？

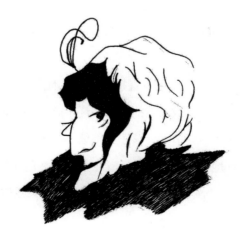

图 9-1　年轻女子还是老妇人？

在看这张图的时候，你是不是有时把它看成一个年轻的女子，有时把它看

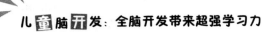

成一位老妇人了？随着注视时间的延长，这种变化会不会交替地进行？这就是注意的起伏现象，它揭示的是人类注意活动的稳定性问题。也许你在做了这个实验后，会有所担心，因为你无论怎样努力，注意的起伏现象似乎都不能克服。不过你不用担心，这种短时间的起伏（一般是 1~5 秒）并不影响你的观察工作，也不会妨碍你完成复杂而有趣的活动。

我们这里讲的注意稳定性并不指注意每时每刻总是指向同一个对象。事实上，这样做也不大可能，也没有必要。一项行动的对象以及行动的本身是可以变化的，但是活动的总方向却是不能变的，只要总的方向不变，按时完成了活动，就达到了注意稳定性的要求。比如，当你要求孩子完成画画作业时，他可能一会儿要看看画册，一会儿要歪头想一想，一会儿又换了一张纸。虽然他总在变换着注意对象，但这些活动都与画画这项作业有关，它们是一个整体，最终他是要完成画画的，所以他的注意也达到了稳定性的标准。

注意的稳定性与下述因素有关：

首先，它直接受到注意对象特点的影响。注意的对象如果是一个非常单调、静止的东西，保持长时间的注意就很难；如果它是一个复杂的、变化的事物，那么保持注意就比较容易了。

另外，它还与人的动机和情绪有直接的联系。有浓厚的兴趣和积极的态度，注意就容易保持稳定。我们在做咨询的时候，经常遇到家长诉说孩子注意力不集中的烦恼，家长让孩子干一件事情，孩子总持续不了多长时间，当孩子看动画片的时候却可以静止不动地看上很长时间，这正是兴趣在起作用。孩子对你要求他做的事情没有兴趣，注意没有稳定性，但对他自己感兴趣的事情，不用你督促他，他就可以自己保持注意了。

（4）注意的广度

注意的广度也可以称为注意的范围，是指在同一时间内能够清楚把握住的对象的数量。如果是在视觉方面，那就是同一时刻能够看到空间中的内容；如果是在听觉方面，那就是能够听到不同的声音。许多职业都需要有较大的注意广度，比如汽车驾驶员、交通警察、教师、音乐指挥等。注意范围对每个人的日常生活、学习和工作也都有十分重要的意义，比如，过马路、找人，都需要一定的注意广度，否则会很不方便。

（5）注意的分配

我们在做一些复杂事情的时候，经常需要注意有关联的不同对象。这时就需要我们有一种能力，把我们的注意根据活动的要求分配到不同的对象上，这就是注意的分配特点，这个能力也很重要。比如说司机，他不仅要注意前方，也要关注后面，同时也不能不关心他的驾驶台，只有这样他才能开好车。

（6）注意的转移

与注意的分配密切相关的是注意的转移。它指的是一个人根据内外环境的需要而变换注意对象。这种变换，有的人容易做到，有的人则比较困难。这也是注意的一个重要品质。由于很多工作需要我们不断地从一个注意目标转换到另一个，转移能力强无疑会使工作效率更高。

2. 注意发展的历程

人类注意的基本发展历程是，先是无意注意，随后是有意注意。3 岁前儿童的注意基本属于无意注意。随着年龄的增长，儿童的有意注意开始逐渐发展起来，并在认知活动中起着越来越重要的作用。

伴随着儿童有意注意发展的过程，注意的选择性也逐渐发展起来。研究人员做了一个实验，比较 3 岁和 6 岁儿童在注意选择性上的差异。研究人员给这些孩

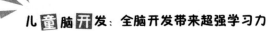

子呈现一些图形，让他们熟悉和认识这些图形。在他们看这些图形的时候，用一种叫作眼动仪的科研设备记录孩子们的眼动轨迹和注视停留时间。结果发现，3岁左右的孩子在熟悉这些图形的时候，眼睛凝视图形的部位要比6岁左右的孩子少得多，而且，主要集中在图形中央部位；而6岁左右孩子的目光则基本涉及了图形的各个部位，表现出他们的注意选择性明显地优于3岁幼儿。

（1）注意稳定性的发展

研究发现，一般而言，5~7岁儿童可以连续注意同一事物的时间约为15分钟，7~10岁儿童的这种能力扩大到20分钟左右，10~12岁的儿童达到25分钟，12岁以上的则可达到30分钟左右。

（2）注意广度的发展

注意的广度随着年龄的增长而不断提高。小学低年级学生的注意广度比较小，当要求记拼音字母时，2~3个字母拼的音可以较快地记住，而多几个字母拼出的音就很难记住了。注意广度发展到成年阶段时，一般能够达到在0.1秒内注意到4~6个没有联系的外文字母或8~9个黑色的圆点。

（3）注意分配及注意转移的发展

小学生注意分配能力比较低，他们不能同时注意上课的内容和自己的活动，比如不能在听课的同时把笔记也记下来，如果记笔记，那就只记笔记，如果听课那就只听课，同时做这两件事，注意分配不过来。我们成人已经具备了这种能力，这是随着年龄的增长，经过不断实践而逐渐获得的机能。

小学生对注意转移的操作也比较差，比如上完图画课后接着上数学课时，小学生往往不能很快地把注意力转移到数学运算上来，上别的课也一样，总要花较长时间才能从兴奋状态中安静下来，把注意力集中到新的课程上来。随着年龄的增长，这种能力也在不断地提高，到了中学和大学阶段，已经可以比较熟练地操纵注意转移机制了。

注意的分配和注意的转移能力都可以通过训练提高，特别是在学前期，这时训练的效果更好。

 帮助孩子集中注意力

（1）有意注意机能的开发

实践表明，比较好的训练有意注意的方法，就是在日常生活中，不断地让孩子在一定时间范围内从事一些有意义的事情，鼓励他们一定要把一件事做完，然后才能做其他的事情，不能半途而废。而当他们这样完成以后，及时地表扬他们，使他们养成良好的习惯。这样做的同时，他们的自制力也会得到相应的提高，而自制力的提高又会大大促进有意注意的发展。

（2）注意选择性的开发

一种常用的培育注意选择性的方法是让儿童按照指令，在规定时间里找出有关对象。比如，让儿童看一些图，图中有各种不同的东西，包括玩具、汽车、房子、桌椅等，分别让他把你要求的东西找出来。这种类型的图片在市场上可以买到，对于训练注意的选择性很有用处。

（3）注意稳定性的开发

稳定性的开发有各种方法。可以让孩子在规定时间里完成某件事，或是通过玩各种游戏来进行培育开发。

我们在实践中发现，放风筝就是一种不错的培育儿童注意稳定性的有效游戏。要想把风筝放好，孩子需要把注意力稳定地集中在天上的风筝上，而且持续的时间也比较长，效果很不错。

（4）注意广度的开发

注意广度的开发可以借助游戏来进行。比如，很快地在儿童面前呈现数个物品，然后马上收起来，让他说出看到的物品。这种方法也可以通过计算机来进行，编制一个小程序，在很短的时间内呈现多个刺激物，然后消失，让他迅速地报告看到了什么，看看他能够注意到多少。为了提高儿童的兴趣，呈现的刺激物不要太单一，可以变换各种形式，选用不同类别的内容，如水果、花卉、服装、玩具、动物、人物、交通工具等，这样，不仅可以保持儿童的兴趣，还可以扩大他的知识面。

（5）注意的分配和转移能力的开发

在日常生活中，家长和孩子在一起的时候有很多场合可以用来培育孩子注意的分配和转移能力。比如，带着孩子上商店买东西时，可以让他来带路，或是指出哪里是卖他要买的商品的地方。商店里的商品很多，孩子要克服影响他注意力的干扰刺激，分配和转换注意力，及时找到该去的地方。家长可以通过鼓励的方法，在速度和准确性上强化他的这种能力。

还可以与孩子一起玩"找错"游戏。给他看一些画中有错的图片，没错的地方故意用显眼的颜色，让他迅速找出其中的错误。要让孩子在找错过程中主动排除干扰，及时分配和转移注意，迅速地完成指定的任务。这种方法还可以演化到日常的一些活动和游戏中，让孩子排除人为的干扰，找到他要找的东西。

第十章
脑开发与言语能力培养

脑科学提要

¤ 言语活动是人类区别于其他动物的基本特征

¤ 人类的大脑有负责言语活动的专门区域,大脑的左半球在言语活动中处于主导地位

¤ 说话和听话是两种不同的言语机能,分别由大脑的不同区域主管

¤ 近年来的研究发现,存在与人类言语机能相关的基因 FOXP2,这一基因在 20 万年前,当现代人类出现的时候被固定下来

¤ 言语发展有几个关键期:

　　·口头言语的关键期是 2~3 岁

　　·书面语言的关键期是 4~5 岁

¤ 言语机能的发展与其他认知机能的发展密切相关,人在 3 岁左右时如果接受到丰富的语言环境的刺激,智商也会随之提升

1. 人的言语机能及其脑机制

如果要问人的哪一个特征最能区别于其他动物，恐怕不会有多少人反对把这一特征定为言语。在人类漫长的演化过程中，人脑出现了特定的部位，专门负责人类的言语活动。其中左脑在言语活动中起着主导作用。此外，大量的临床观察和实验室实验，包括裂脑的研究和现代脑影像学的发现，都证明人的说话和听话是由不同的脑区负责的，同样，阅读和书写也由不同的神经心理结构来管理。

最早发现人脑的左半球和右半球在高级心理活动上各有侧重的是一名叫布洛卡的法国医生，他发现当人的左脑受到损伤后会出现言语障碍，而当右脑受损伤时却不出现。在他的一个失语病人去世后，他检查了病损的大脑，确定了一个与说话有关的语言区，后来这个区就叫布洛卡区或运动性语言区。这个区域受到损伤后，病人会出现言语表达障碍，此时虽然患者可以听懂，却不能用言语表达，这便是运动性失语。

后来，韦尼克医生发现，同样是在左脑，但是位置靠后一些，在颞叶上也有一个与人的言语活动密切相关的区域，不同的是，这个区域受到损伤后，病人虽然可以说话，却听不懂别人的话，这种失语的症状叫作感受性失语，而这个与言语感知密切相关的区域就被称为韦尼克区或言语感受区。

此外，还有一些病人既有说话上的问题又有听话方面的障碍，这种情况往往是既损伤了言语运动区，也破坏了言语感受区，问题比较严重，叫作混合性失语。不论是说不出话来的运动性失语，还是听不懂话的感受性失语，或是既说不了也听不懂的混合性失语，这些言语障碍大多数都是左脑受到损伤导致的。

我们现在知道，左脑在言语表达和理解上起着决定性的主导作用。布洛卡在发现了左脑负责说话的那个区域后，在一次人类学大会上宣布，我们人类是在用左脑说话。这一宣布一时引起了轰动，并唤起了人们对脑的机能定位的兴趣，极大促进了关于脑的结构和语言的关系的深入探讨。

现在，人类的言语机能的神经心理机制正在现代脑科学的推动下，不断取得新的进展，大脑也在渐渐地显露出它在言语活动过程中更为精细的组织结构和功能构筑。

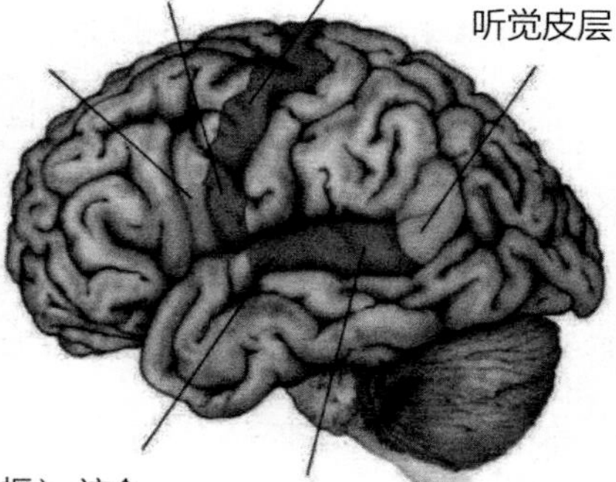

布洛卡区：运动性语言区，这个区域受到损伤后，虽然患者可以听懂，却不能用言语表达，即出现言语表达障碍，临床上称为运动性失语。

嘴和嘴唇的运动控制　运动皮层　听觉皮层

角回：视觉性语言中枢（阅读中枢），这个区域受到损伤后，患者视觉没有障碍，但不能阅读了（不能理解看到的字的意义），临床上称为失读症。

韦尼克区：言语感受区，这个区域受到损伤后，患者虽然可以说话，却听不懂别人的话，临床上称为感受性失语。

图 10-1　大脑的言语机能区

近年来，科学家又发现了与人类言语机能相关的基因，引起了学术界的轰动。这个被称作 FOXP2 的基因的出现可以追溯到 20 万年前，那时正是在解剖学上认定的现代人类出现的时刻，这也在一定程度上解答了为什么我们现代人可以蔓延到整个地球，原因正是人类发展出言语机能。言语机能对于人类进化的重要性也可以略见一斑。

2. 言语机能的关键期

人的言语活动分为口头语和书面语，口头语又进一步分为表达和理解，书面语又可分为阅读和书写。言语活动是一个十分复杂的系统过程。言语机能的关键期也不仅仅有一个，不同的机能有不同的关键期。口头语的关键期一般是 2~3 岁；书面语的关键期一般是 4~5 岁。

根据言语机能的关键期，我们可以科学地安排儿童言语机能的开发和训练。幼儿在 2~3 岁的时候，需要进行的是大量的口头言语训练。而阅读方面的训练，可以相对晚一点儿，但也不要迟于 4 岁。书写机能的训练则要再晚一点儿，5 岁可以进行，因为书写活动需要精细动作发展到一定程度才能更好地进行，如果孩子还不能在肌肉协调配合下顺利完成精细动作，书写机能训练是较难取得期望成果的。

现在有不少家长急于让孩子尽早认字，孩子还不到 1 岁，就教他们认汉字。这样做有点儿急了，要知道阅读的关键期不是在这时候。1 岁的孩子才开始说话，对他们来说，听和说是最重要的，认读汉字应该晚一点儿。另外，如果家长把精力放在教孩子认汉字上了，一方面不会有多大效果，另一方面还会耽误了开发孩子口头言语能力的机会。这时候要多让孩子听和说，不是看和读。即便是你花了不少工夫教会了孩子认读一些汉字，或是几句唐诗，但比起他失掉的发展口语能力的机会来讲，只是捡了芝麻丢了西瓜，得不偿失。从脑科学上讲，脑子发育到了什么程度，对哪些机能有了准备，就要开发哪些机能，这样才能事半功倍。所以在这里劝告家长们不要太着急，关键期需要进行科学的教育，我们需要按科学规律办事。

3. 为什么要鼓励家长尽量多地和幼儿交谈？

研究表明，儿童早期所处的语言环境与他们将来的智力发展有着十分重要的关系。研究者跟踪调查了 3 岁儿童的父母与他们的交谈次数与这些孩子后来智能发展的情况，结果让人感到十分兴奋，与孩子的大量交谈会使他们拥有更高的智力。

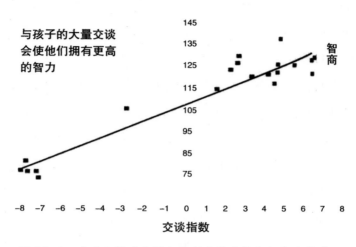

图 10-2　孩子 3 岁时父母与其交谈的次数与智商的关系

上图中的纵坐标表示智商，横坐标是交谈指数（从 -8 到 +8）。我们可以清楚地看到，随着父母与儿童交谈次数（用交谈指数表示）的增加，儿童的智力也在增高。

这提示我们，要想使孩子将来有个好脑子，从小就要多与孩子交谈，给孩子创造一个良好的语言环境。

4. 什么是内部语言？怎样使用内部语言开发大脑？

言语的使用可以促进儿童大脑的发展，引导孩子使用内部语言就是一种行之有效的开发大脑功能的方法。什么是内部语言呢？内部语言指的就是人对自己说的而别人听不到的没有声音的话。我们都有这种经验，当我们想一个问题，或是做某件事的时候，有时我们会不自觉地与自己说起话来。内部语言是幼儿在有声语言的基础上发展起来的。我们可能都观察过这样的现象：当孩子学会说话以后，有一段时间，做什么事的时候，他都会一边做一边说，好像他正在向人们描述他的每一个动作。随着年龄的增长，他慢慢不再大声地把每一步都说出来了，后来就干脆不出声了。这是在进行一种内化过程，它使有声语言演进为内部语言。

现代神经心理学通过功能核磁等手段对人的大脑进行研究的结果表明，当人与自己进行不出声的谈话，也就是在使用内部语言时，人的大脑就会积极地活动起来，皮层上的好几个重要区域会一起工作，相互之间产生联结，这正是人的思维活动正在积极进行的表现。实践表明，内部语言的使用，特别是使用逻辑性很强的类似推理性的言语，可以有效促进幼儿的理性行为。

在孩子 4 岁左右的时候，我们就可以采用这种方法训练孩子了。你可以有意识地教孩子如何在做事时运用类似以下的词语，自己对自己说："首先，我要……然后……我要……"，等等。通过这些内部词语，让孩子学会有计划、有次序地做事，养成理性的思维习惯。

使用语言指导行动的能力会随着幼儿年龄的增加而增强，在这个过程中，孩子需要得到锻炼机会。实践的次数越多，能力也就越强。6 岁左右的孩子会把"教"父母如何做一件事当成很好玩的游戏，这可是对儿童智力开发很有用处的游戏，家长可要有耐心，多多配合才是。

对于再大一点儿的孩子，家长或老师可以引导他们用语言制订行动计划来进行这方面的训练。让他们学会怎样设定目标，思考达到目标需要的环节，有次序、有步骤地组织和安排自己的行动。从大脑结构上说，这就是额叶的功能。额叶是人类最晚发展起来的部分，对大脑的其他部位有着组织和调控作用。额叶对人类的生存和社会的进步至关重要。开发儿童大脑额叶的机能可以促进他们自我意识的发展，使他们能够主动地学习，有计划地行动，卓有成效地适应社会。

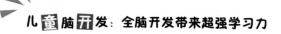
5. 言语能力的发展有哪些阶段性的标志？

人对言语的掌握有一个过程，这个过程要跨越许多年。其中有几个里程碑，或者说是成熟的标志，认识这几个标志可以帮助家长和老师们更好地了解孩子们的发展状况。

（1）语音方面的发展

语音的发展与环境的关系十分密切，这就是为什么孩子很快就能学会方言。如果你请了一个说话带湖南口音的保姆，很有可能你孩子的话语里会掺进湖南口音；如果孩子所处的环境以广东话为主，那你就一定会发现，用不了多久，你孩子的言语也夹杂着广东口音了。因此，我们应该特别注意让孩子有个标准的普通话环境。请保姆时，最好要看看普通话说得怎么样，尤其是在孩子三四岁的时候，更要特别注意语音的标准化问题。

（2）词汇方面的发展

在孩子言语能力的发展中，最明显的是孩子词汇量的不断增加。

学前期是人的一生中口语词汇量增长最快的阶段。据资料统计，3 岁时词汇量约为 800~1100 个，4 岁时为 1600~2000 个，5 岁时增至 2200~3000 个，6 岁时达到 3000~4000 个。

随着量的增长，词类范围也在不断扩大。

从词汇的内容上看，在这一阶段，主要是具体的实词，其中名词最多，其次是动词，然后是形容词，最后是副词。另外，学龄前儿童也掌握了一些比较抽象的虚词，比如介词和连词。幼儿掌握的词汇随着年龄的增长而不断丰富和扩大。他们先是获得了许多与自身体验和生活有关的具体词汇，接着是一些与他们的自身远了一些的词，如家具、玩具等。随着活动范围的扩展，词汇涉及的领域也在不断地增加。

在词类范围日益扩大的同时，儿童掌握的词义也逐渐丰富起来。随着生活经验的丰富和思维机能的发展，儿童脑中对词的概括性联系网络也渐渐建立起来，他们对词义的理解也更加深入。比如，"狗"这个词，对于小一点儿的幼儿来说，是狗的外形和它的叫声，而对于较大一些的儿童，这个词还意味着狗与人的关系和生活习性等。

语言的掌握是儿童主动练习的结果，随着孩子掌握词汇的增多，他们使用这些词的兴趣也在增加。有的词，他们不但理解，也会应用；有的词，他们虽然理解，但不一定会使用。于是，某一个时期，孩子的话语中会出现大量乱用的词语或者乱造句子。比如，把"一本书"说成"一个书"，把"两个人"说成"两只人"等。

（3）句子类型的发展

如果细心观察，你就会发现，随着年龄的增长，学龄前儿童使用的句子有以下三个十分明显的发展变化。

首先，也是最明显的，你能够很容易就观察到，孩子的句子逐渐从不完整过渡到完整。孩子会说话不久，使用的句子结构是比较简单的，经常是"单词句"和"电报句"。比如，"妈妈班""大大来来"等。2岁以后，比较完整的句子逐渐出现，并占据主要部分。到6岁左右，完整句已达到98%。

其次，如果再细心一些，你会发现，孩子的句子逐渐从简单句到复合句变化。有人统计过，2岁左右的孩子，简单句占说话的96.5%。随着年龄的增长，复合句逐渐出现，4岁左右的孩子会使用"如果……就""因为……所以""只有……才"等这样一些虚词搭配来造句。

最后，你还可以发现，孩子开始用的句子多为陈述句，这种句子相对简单，慢慢地，疑问句、感叹句等其他类型的句子也陆续被孩子说出来了。不过，在整个学前期，陈述句始终占主要部分，这是儿童掌握的最基本句型。在其他类型的句子中，疑问句产生的时间相对较早。

加强孩子言语能力的训练

人类言语发展有个关键期，口语的关键期是两三岁时。言语环境对于脑的发育和智能的发展十分重要。

抓住关键期，及时进行口语能力开发。切记，口语能力提升了，认知能力也会跟着提升！怎样开发口语，很简单：多听，多看，多说，多交流！

（1）听指训练

听语理解：一边指着物或人（孩子熟悉的物或人），一边说出名称；一边指着照片或图片（孩子熟悉的物或人），一边说出名称；一边做动作，一边说出正在做什么。从简单到复杂，不断增加孩子的词汇量。

（2）命名训练

命名训练就是让孩子说出物体的名称或人的名字。孩子都是先听后说，在他们能够听懂的前提下，训练他们把熟悉的物体或人叫出来。先是真人或真实物体，然后再过渡到照片和图片。

（3）口语表达

家长或老师可以依据环境，设计一定的情境让孩子把想吃的东西说出来，把想要的东西说出来，把想干的事情说出来。

（4）相互交流

尽量给孩子创造一个良好的言语环境，玩的时候、出门的时候、家里来人的时候，总之，只要有机会，就鼓励孩子多说话，家长也尽量多与孩子进行语言交流。

第十一章
脑开发与思维能力提升

脑科学提要

¤ 人类的思维活动是一个非常复杂的过程，它包括了从概念形成到问题解决的各个环节，涉及人的多种认知过程

¤ 思维的神经机制更是一个十分复杂的课题，现在看来，脑的许多部位都参与了思维活动过程，特别是大脑额叶

¤ 额叶可以说是大脑的最高司令部，它的主要功能包括计划、组织、监察和执行

¤ 额叶机能有一个较长的发育成熟期，一般要到 25 岁才完成，因此，脑功能开发是一个长期的过程

¤ 中学阶段大脑开发的主要任务就是开发大脑的额叶机能

1. 思维过程的脑机制

要想通过大脑开发来促进思维的发展，就必须了解思维的脑机制，了解脑的哪些部位对思维过程更为重要。同时，这也会在更深的层次上加深我们对思维过程的理解，为我们制订思维开发训练的计划提供科学的依据。

（1）问题解决

问题解决是思维活动的主要表现形式，也是思维活动的主要目的。人类的思维活动在大多数情景下都是一个解决问题的过程。搞清楚问题解决的脑机制，也就会找到思维的脑机制的核心内容。我们先来认识一下人在解决问题时都需要哪些基本环节，然后找出这些环节都与脑的哪些结构和过程相关。

问题解决包含多种基本认知机能，同时需要模块化过程和对这些基本机能的调节和控制。有效的机能需在合适的时刻出现，这些机能之间的变换还需具有相当程度的灵活性。在问题解决的过程中，认知机能的组织是一个十分关键的环节。

认知机能的组织有两种基本的形式。一种是习惯性的组织，另一种是创新式的组织。前一种构造了一般性的思维，后一种则形成了创造性的思维过程。通常认为，一般性思维的认知机能的组织是在记忆中存储下来的一些固定通路，比如，早晨起来沿着一定的路线上学的习惯性行为。这就像一个计算机程序，各种程序的组成部分在时机合适的时候被呼唤出来，并在恰当的地点参与行动。严格来讲，这种认知活动并不是真正意义上的思维，只是一个习惯性的有目的的行为。真正的思维是当我们面对一个新的环境，需要我们做出某些决定的时候出现

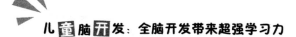

的心理活动过程。这时，我们需要重新组织原来固定的认知机能，改变旧有的固定做法，开始新的行动。

在临床上，可以见到由于大脑受到损伤，患者在问题解决方面出现了明显障碍。尤其是在旧有的行为方式或处理事情的方法已不再适用，需要采用新的策略时，这些障碍表现得最为突出。值得一提的是，这类障碍对患者日常生活造成的困难往往比在医院或诊所中通过普通智力测验反映出的困难更为严重。有些时候，患者在普通智力测验中可以得到正常的分数，在实际生活中，在遇到需要开动脑筋解决一些实际问题时却出现了困难。通用的一些智力测验，比如韦氏智力量表，一般含有多项认知机能测试，解答者往往可以用不止一种认知机能或方式来获得正确分数。脑损伤可以导致患者某种或某些认知机能受损，不过一般不会造成所有认知机能都出现问题，因而患者可以通过那些保留完好的认知机能来解答临床常用量表中的题目。但这并不等于患者在思维活动中是正常的，只是没有更好的方法把这些问题检测出来。因而，我们要对问题解决的心理机能进行更为深入和实际的研究，至少不能单靠智力测验来评判一个人的思维能力。然而，在现实中，不少机构、学校过度依赖智力测验，在智力测验和思维能力中间画上了等号。对此，我们应有一个比较清楚的认识，并从脑科学角度出发，正确评价智力测验，客观地分析思维能力，既看到两者相同的部分，也要看到它们的区别。现在研究者们已经开发出一些新的测验方法，努力将思维的复杂性纳入可以定量测查的范围，但诚恳地讲，目前取得的成绩距离准确测定出思维过程各个方面的障碍和问题，还有相当长的路要走。

问题解决的具体实施有以下几个基本步骤：

第一，将注意过程集中到要解决的问题上；

第二，对要解决的问题进行抽象推理；

第三，形成必要的合适的解决方案或策略；

第四，依问题的不同而改变策略；

第五，对效果进行评估，进而对策略做出相应的修正。

这五个步骤，哪一个出了问题，均可导致问题解决思维障碍。神经心理学的研究提供了这方面的大量临床和实验室资料。

（2）问题解决过程的脑结构

我们刚才谈了问题解决过程的神经心理研究的行为表现方面。这些揭示了问题解决过程必需的一些基本机能环节。现在需要了解脑的哪些部分与这些基本环节相关联，也就是与问题解决相关的脑结构是什么。

首先涉及的一个问题是大脑的前部和后部的问题。研究发现，当人由于脑损伤而出现各种思维障碍的时候，相关的脑病变部位多数位于脑的前部。这并不是说脑的后部损伤不会造成思维障碍，而是从统计数据来看，前部损伤比后部损伤更易造成重要的思维环节上的障碍。这里谈的脑的前部主要指大脑的额叶。从前面对额叶的讨论中，我们也了解到额叶在人的抽象思维活动中占有相当重要的地位。

关于大脑的左侧和右侧的问题是继前部和后部之后另一个需要了解的重要内容。多数情况下，大脑左侧的损伤较右侧损伤更易造成各种思维基本环节的障碍。

人脑是非常复杂的器官，思维是人脑的一种高级活动，在进行这种活动时，脑的很多部位均在不同程度上参与并协同活动。这里主要讨论脑的前部和后部，以及左侧半球和右侧半球的问题，强调这些部位在思维过程中的重要性，并不是否定其他部位的作用。事实上，思维活动的正常进行需要的不仅是脑的前部和后部、左侧和右侧的共同活动，还需要上部和下部、外面和内面，也就是说，缺了哪部分都会出问题的。

2. 思维的发展历程

在前面的章节里，我们曾谈到心理学家皮亚杰关于儿童智能发展过程的研

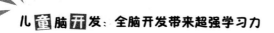

究，其中很多内容都是围绕着思维展开的。在这里，我们再从概念、判断和推理的角度描述一下儿童思维发展的大致过程。

（1）概念的发展

概念的形成是一个从具体到抽象的过程，儿童概念形成能力的发展也是一个循序渐进的过程，逐步从只能依据具体事物发展到可以脱离具体事物，能够理解并使用抽象符号。

学龄初期的儿童，思维活动一般还离不开具体的事物，他们往往将概念具体化，把某一概念与同一具体事物联系在一起。对于概念中的本质内容，即抽象化的核心部分，则难于把握。比如对"鸟"这个概念，七八岁的孩子可以将其理解为会飞的动物，却因此会把蜜蜂、蝴蝶等归入到鸟的范畴，而又把鸡、鸭等从鸟类中排除。

随着年龄的增长，儿童的概念形成过程将渐渐脱离具体事物的局限，在形象地理解概念的外在特征的同时，逐渐可以理解抽象的概念定义，具备了认识概念的本质特征的能力。这在 10 岁左右的学龄儿童身上表现得比较明显。比如，这个年龄段的儿童对于"鸟"这个概念的理解，已不限于简单的"会飞"这一表面特征，同时还可以说出鸟是脊椎动物的一种，以及靠下蛋延续后代等本质内容。

（2）判断的发展

在概念发展的基础上，儿童的判断能力也逐渐发展起来。儿童早期的判断一般都是以他们的主观经验和情绪为依据进行的，这种现象被称作"自我中心"。他们是以自己为核心观察事物的，不能客观地看待事物。儿童早期的判断的另一个特征是通常都与具体的事物连在一起，是一种形象的具体化的判断模式。由于生活经验少，不能把事物的本质特征和非本质特征区分开，因而他们形成的判断经常会出现一些令人发笑的错误。上学以后，儿童的判断能力会在良好的教育背景下迅速提高。10 岁以后的儿童，判断能力已有了明显的增强。这时他们已经可以抛开具体的事物对问题进行分析和理解，并做出判断。

（3）推理的发展

从推理的形式上看，儿童首先掌握的是简单的直接推理。比如，由张先生比李先生年纪大可以直接推理出李先生比张先生年纪小的结论。随着年龄的增长，他们渐渐掌握了较为复杂的间接推理，可以依据给定的抽象前提，按一定的规则推演出间接的结论。这在 10 岁以上的儿童身上已经可以十分清楚地表现出来了，这时的儿童大都可以进行形式逻辑的推理活动，比如，对于"张先生比李先生年纪大，李先生比王先生年纪小，问谁的年纪最小"这样的问题，他们大都可以做出正确的推断。

3. 思维机能的开发

由于脑的各个部位在思维活动中的作用不同，开发思维也是对脑的不同部位的开发。我们从前面的讨论中看到，大脑的额叶在思维活动的多个项目中起着作用，因而对额叶的开发是思维训练的一个重要组成部分。同时，由于思维是一个复杂的过程，众多的脑结构参与其中，所以开发时更需要考虑全脑的开发。

此外，我们还要提到与此密切相关的另一个重要问题，即我们可以通过开发与思维活动相关的脑的其他机能来促进人类多项认知能力的发展，比如，言语机能、知觉机能，以及想象机能等。因此，开发大脑提升思维能力实际是一个十分复杂的大系统工程，涉及人的各种认识机能，同时也是一项长期的任务。

最后还要注意，开发思维机能要遵循思维发展的历程，也就是要有分阶段的计划，首先需要关注的是儿童对概念的形成能力，随后是判断能力的培养，最后则发展到推理的机能训练。

提高孩子解决问题能力的训练

思维是一个复杂的过程，人类的思维活动主要体现在问题解决上，问题解决有多个环节，各环节相互联结。

打破旧有的模式而采用新的模式是问题解决的一个关键环节。思维障碍往往在这里出现。

（1）数字—字母转换训练

先通过一些训练让孩子学会特定的数字与字母的对应关系，比如，3 与 B 是对应的，2 与 C 是对应的。然后让他打破这种关系，形成新的数字和字母的关系，比如，3 不再与 B 对应，而是与 F 对应，2 不再与 C 对应，而是与 H 对应了。通过训练不断提高孩子形成新的对应关系的速度。

具体可以这样来操作：

开始时，先让孩子看几张写有数字和字母的卡片，形成一定的数字与字母的对应关系，然后，让他看几张只有数字没有字母的卡片，问他相应的字母是什么，看看他是不是形成了这种关系。

当确认他已经形成这种关系后，再告诉他关系变了，需要形成新的关系。这时，再让他看一些与刚才不同的字母和数字的对应卡片。

接着，再让孩子看只有数字的卡片，并根据新的数字与字母的关系，看看他的反应对不对，看看孩子能在多少次训练后掌握新的关系。

这是一种有效开发儿童打破旧有模式，形成新模式的能力训练方法。

（2）趣味数学应用题训练

鼓励孩子多做一些有趣的数学应用题，这是一种行之有效的思维训练，解数学应用题可以有效培养儿童形成简单策略的能力，同时还可以提高对策略步骤进行预测和估计后果的能力。

数学应用题有很多种，最好选择那些需要灵活性的题目。不是那些直接应用公式就能解决的题目，而是需要依据题意灵活选择解决方案的应用题。因为培养灵活性是问题解决能力最重要的方面，灵活地选择适宜的方法和策略是能够有效解决问题的基本前提。趣味数学应用题训练的目的，是使儿童有能力灵活地改变或修正不合适的方法，以便适应新的环境和解决新的问题。

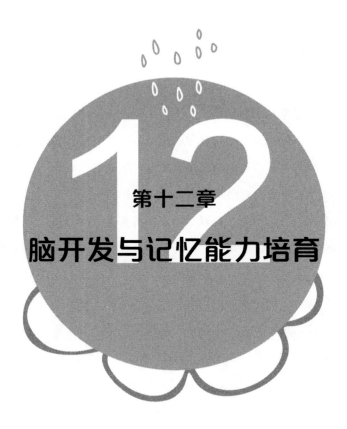

第十二章

脑开发与记忆能力培育

脑科学提要

¤ 语词记忆以左脑为主，形象记忆以右脑为主

¤ 短时记忆和长时记忆由脑的不同部位掌管

¤ 短时记忆到长时记忆的中介是语音复述

¤ 与计算机类似，人的大脑中也有"RAM"（内存），它就是工作记忆的操作空间

¤ 显性记忆和隐性记忆的区分提示我们不仅可以有意地学习和记忆，还可以在无意的状态下学习、掌握信息和技能

1. 人类的记忆机能

（1）记忆的分类

随着脑科学的发展，人们对记忆不断有新的认识，对记忆的分类也不断有新的方法。经典的分类是将人类的记忆按照发生和保持时间的长短分为三个阶段，即瞬时记忆（感觉记忆）、短时记忆和长时记忆。这种分类方法，一般称作记忆的阶段模型。

在这个模型中，第一个阶段是记忆的感觉阶段，这个阶段好比是外部环境信息的临时停靠站。在这个阶段，记忆的内容是有感觉特异性的，也就是说，信息是根据接收它的感觉通道和状态来存储的。比如，通过人的视觉器官获取的信息就是视觉性的心理表象，信息保持了它的视觉性形象；通过人的听觉器官获取的信息就是听觉性的心理表象，信息保持了它的听觉性形象。视觉性的信息也被称作"视像记忆"，而听觉性信息也被称作"声像记忆"。

第二个阶段是记忆的短时阶段。短时记忆是一个中继站，待记忆的内容在这里可以被有意识地保存着，并为进入长时记忆做好准备。不过，短时记忆的容量是很有限的。这个有限的容量用一个术语表示就是记忆广度。研究发现，人类的短时记忆容量是 7 个信息单位左右。这个记忆广度对于脑功能开发是个比较重要的概念，我们在后面还要较详细地讨论。信息在短时记忆中经过一定的处理可以进入长时记忆。这里的处理指的是语音处理，最常见的就是复述，当然不一定要复述出声音，而是一种在头脑内进行的语音转换。可以想见，这种语音转换是一个十分重要的记忆机制，而且是一个我们可以有意识操作的记忆机制。

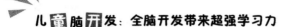
第三个阶段是长时记忆阶段。经过语音转换的信息进入了人的长时记忆。长时记忆与短时记忆有一个最显著的差别，就是信息容量非常大，而且信息可以在这里被长期保存。不过，在长时记忆里保存的信息并不是一成不变的，经过研究发现，长时记忆里的内容会随着时间的流逝而发生一定程度的变化，所以记住的东西在过了较长时间以后会有所改变。这也说明我们的记忆并不是一个简单的存储容器，记忆是一个主动化的过程。

现代研究揭示出，人脑对于不同的记忆内容有着不同的处理方式，不同的记忆内容对应不同的大脑机制。特别是临床神经心理学对记忆的研究发现，人的短时记忆和长时记忆分别由不同的脑部位负责。比较明显的是，有的人短时记忆出了问题，记不住东西，刚刚发生的事情，他马上就会忘掉。比如，家人去医院看望他，有事情出去了十分钟，家人回来后，这位患者就已不记得刚刚见过家人，但是能够记起二十多年前的许多事情，还可以熟练地演奏乐器，表明他以前的技能还保存完好。另有一些病人丧失了对以前发生的事情的记忆，却可以学习新的东西，记住新的事物。这些案例说明，短时记忆可以和长时记忆分开，是两个不同的系统。

在对短时记忆的深入研究中，人们认识到可以把短时记忆进一步分为两种不同的类型。一个是初始记忆，另一个是工作记忆。所谓初始记忆，指的是信息被动地保存在意识中的记忆过程；而工作记忆指的是在信息存储的同时，对信息进行处理或操作的机制，这种机制使信息能够以适宜的方式存储在长时记忆中。这就涉及组织化和其他相关的信息加工过程。

随着对人类记忆活动的观察和研究的深入，人们还认识到储存在长时记忆里的内容也可以按照它们与脑及认知活动的关系分为不同的类型。这样，长时记忆便在经典的阶段记忆的模型基础上又分为外显性记忆和内隐性记忆，以及情景性记忆和语义性记忆等不同的类型。

外显性记忆指的是进入了意识系统的，可以用语言表达或描述出来的记忆内容，比如说经历过的事件、学习过的知识等。

而内隐性记忆指的是人在无意识状态下形成的对一些动作或操作程序的记忆，比如人掌握的某种技巧、形成的某种习惯等。

内隐性记忆是一种不自觉的记忆，而外显性的记忆则是人有意识的活动。外显性记忆与内隐性记忆的脑机制是不一样的，比如，有很多人在脑部受到损伤的时候，外显性记忆常会受到破坏，内隐性记忆却往往不受影响。一些患有阿尔茨海默病的人，在外显性记忆已经减退到十分严重的地步时，内隐性记忆还在相当程度上得以保留。

情景性记忆指的是与人的经历（包括特定的时间和地方）联系在一起的记忆。比如，某一天所做的事，什么时候见过某个人，或是在什么地方发生的事情等。

语义性记忆指的不一定是人的亲身经历，而是与人的知识联系在一起的记忆，比如，什么是四则运算，"马"是什么意思，抗日战争是哪一年发生的，对于没有去过英国的人来说英国的首都是哪里，等等。

此外，记忆的内容还可以分为语词和形象两类内容，而这种划分也是以不同的神经机制作为基础的。我们在后面会提到，大脑不同部位的损伤，分别会造成语词性记忆方面的障碍或形象性记忆方面的障碍。

（2）记忆的大脑结构

前面我们提到，短时记忆和长时记忆分别由大脑的不同部位掌管，这是神经心理科学对记忆的大脑结构的重要研究成果。它说明早期我们把人的记忆分为短时记忆和长时记忆完全是有科学根据的。

除了短时记忆和长时记忆的脑机制不同以外，神经心理科学的研究还发现，人对语词方面的记忆，主要与人的左侧大脑半球相联系，而人对于空间形象的记忆则主要与人的右侧大脑半球联系。临床上左脑损伤的患者，多发生语词记忆方

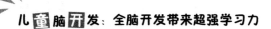

面的障碍，而右脑损伤后，多发生对空间事物的记忆障碍。

此外，前面提到了，内隐性记忆和外显性记忆的大脑机制也是不一样的，其不同的神经心理机制正是当前脑研究的重要课题。

（3）幼儿什么时候有了记忆？

研究发现，记忆的萌芽时期是在幼儿2个月左右的时候。做母亲的可能有这样的经验，如果每天喂奶的时候都采用同一种姿势抱孩子，那么，只要一用这种姿势来抱，2个月左右的孩子就可能已经把嘴张开了，说明他知道要喂奶了，有了条件反射，他的记忆把这种姿势和喂奶联系起来了。仔细观察还可以发现，三四个月的幼儿会寻找刚才在他眼前出现过的玩具。再大一点儿的婴儿，6个月左右，"认生"现象出现了，"认生"是最典型的早期记忆机能的表现。

（4）人类记忆机能的发展历程

6个月到1岁的幼儿，可以再认相隔几天到十几天的事物，间隔时间再长一点儿就不行了。这时的记忆基本上是无意记忆。幼儿记忆的内容都是形象的具体事物，记忆方式是机械性的。

1~2岁的幼儿，能够再认相隔一两个月的事物。这时的记忆还是以无意记忆为主，记忆的内容也是形象化的具体事物，方式也还是机械性的。由于这个时期开始了言语活动，语词记忆有了萌芽，幼儿开始建立各种简单的词语联系，他们可以理解一些简单的成人话语。语词记忆的出现让幼儿的认知机能有了新的飞跃。

2~3岁的孩子，可以再认出相隔半年左右的事物。语词记忆开始发展起来，有意记忆表现出来，儿童在生活中可以有意地记忆一些事物了，形象记忆和语词性记忆有机地结合到了一起。

3~4岁的儿童，有意记忆有了进一步发展，特别是随着多种游戏活动的开展和儿童生活体验的增多，他们有意识记的能力因为得到训练而不断提高。但是这时无意记忆还是占大多数，记忆的内容也还是以形象的具体事物为主，事物之间的联系主要依据它们在时间和空间上的接近，而不是逻辑上的关系。这时，儿童记忆的表现形式已不单单是再认，还可以回忆了。不过，在没有实物的情况下，儿童能够回忆的事物很有限。人们做过实验，发现这一年龄段的儿童能够回忆出来的物品和图片一般不过四五个，测评的方法是让他们从 10~15 个物品或图片中将看到过的东西找出来。若让他们记忆字词，通常一次能够记住的不超过 2 个。儿童这时的听觉记忆也有了明显的发展，很容易记住节奏和韵律感强的诗歌类的内容。

4~5 岁的儿童，有意记忆的机能有了明显的发展，可以按照成人对他们的要求，有目的地去记忆一些学习内容。此外，他们还能够给自己定下目标，主动地去记住一些内容。他们已经会用一些方法来帮助记忆，采用的方法主要是复述。此时，儿童语词方面的记忆已有了较大的发展，形象记忆和语词记忆结合得更好了。儿童这时在思维机能上的发展已表现出分类能力，可以区别不同类别的事物，以这种分类为基础的逻辑记忆也开始有所萌动。

6~7 岁的儿童开始学会一些以记忆为目的的专门操作方法，可以对学习材料进行初级整理，采用复述和系统化的方式进行记忆操作。同时，这时期的儿童开始应用逻辑记忆的方式来帮助记忆。从记忆的内容上看，形象记忆和语词记忆在数量上已相差不多。能够回忆的内容也明显多了起来。实验表明，这时期的儿童可以一次回忆起给他们看过的物品中的 7 个，15 个字词中的 5~6 个。记字词和记物品的能力几乎一样。这时，儿童有意识记的效果已经明显强于无意识记。他们可以主动地、有意识地控制和监督自己的记忆行为。

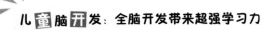
2. 人类记忆机能的潜力

我们的记忆容量是非常大的，但是这巨大的记忆潜能远远没有被利用。神经心理学家鲁利亚曾遇到这样一个特殊的人，并为此写就了一本探讨人类记忆潜能的专著。作为一名职业记者，这个人每天要采访许多人。他所在机构的主编有个习惯，就是早晨给记者们布置工作，其他记者都认真地做笔记，因为要办的事情很多，脑子不一定记得住。让主编感到十分生气的是，唯独这个人从来不做笔记，主编以为这是对他的不尊重，但是很快，他的气恼就被这个人的工作业绩消除了，因为这个人居然从来没有忘记过任何哪怕是很小的需要注意的地方。更让主编感到惊讶的是，他甚至在采访时也很少记笔记，却从来不会忽略任何有用的信息，他的每次采访都很有成效。

鲁利亚对这个人做了详细的研究，揭示了我们人类具有的却远没有被一般人发挥出来的巨大的记忆潜能，这种潜能在这名记者身上自然地表现出来。与这个人的情况类似，历史上还有不少有特殊记忆才能的人物，其中还有一些更让人感到迷惑不解，那就是"白痴天才"。

"白痴天才"指的是这样一些人：他们的平均智能远不如一般人，严重的甚至连正常生活都有些困难。但他们却在智能的某一方面有着令人惊奇的表现，其中被人们研究得比较多的就是记忆能力。这些人记忆能力的表现给我们打开了一扇窗户，让我们看到了人类原来有这么不可思议的记忆潜能！

有一个我自己看过的病例，她是由父母带来的，想要治疗的是运动障碍，因为她患有小儿脑瘫，结果却发现她有着异乎寻常的超强记忆力。她可以准确无误地记住 20 世纪 60 年代到 90 年代的每一天是几号、星期几，而且可以一一对应起来。我找来了日历，对照着一个一个进行了测试，足足测了三个小时，居然没有一个错误！她的这种超常记忆实在是令人百思不得其解。

3. 人脑中的 RAM

前面我们提到了记忆的分类，其中提到了短时记忆，短时记忆对于人的信息处理非常重要，我们的许多认知机能都与短时记忆有着密不可分的联系，而且还在相当程度上受到它的制约。我们在前面讲过，短时记忆最重要的特征就是它的容量，即短时记忆空间，它指的是人在短时间内所能处理的客体的数量。人的短时记忆系统是人脑对信息进行操作的平台，这个平台所能容纳的东西越多，节目就越精彩。我们可以做个形象的比喻，短时记忆空间就好比是电脑中的 RAM。我们知道，RAM 是电脑性能的基本指标，RAM 越大，可操作的信息就越多，功能就越强。人脑的短时记忆容量越大，同一时间内可处理的信息就越多，人脑的功能也就越强。就像 RAM 决定了电脑的性能一样，人的短时记忆空间也决定了人脑的诸多机能，它是大脑性能的基本指标。

实践表明，人的短时记忆容量是可以扩充的，这就为我们开发大脑的潜能提供了一个非常重要的切入口。一般情况下，人类的短时记忆容量是 7±2 个单位。也就是说，在一般情况下，我们的短时记忆可以容纳 5 到 9 个信息项目。这是指没有经过特殊训练的一般情况，是普通人正常发育完成即拥有的短时记忆容量。但是，这个容量并不是绝对不可以改变的。从个体发生来讲，人不是生下来就是这个容量；就不同个体来说，这个数量也是相对的，有的人记忆容量大一些，有的人记忆容量小一点儿，这种差异为我们提供了可变化的操作空间，而操作的内容就是训练。实践证实，通过训练，学生的短时记忆容量可以明显地扩大，达到十几个单位的情况是很多的。而这时的大脑功能也随之有所提高，这就好像 RAM 升级了，电脑的其他功能也随之提升了。

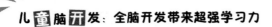

4. 记忆术的学问

记忆术是人类通过长期的实践经验总结出来的行之有效的提高记忆能力的技巧，这些技巧对于开发大脑的记忆能力是有好处的。我们来看看，有哪些记忆术可以使用。

（1）经典房屋记忆法

这是古罗马人发明的一种记忆方法。这种方法的特点是可以在短时间内把大量没有关联的琐碎的东西记住。具体操作如下：

先选择一间你熟悉的屋子，记住，一定要是你熟悉的，最好是自己的家，或是你经常去的一个地方，里面还要有各种家具摆设，如沙发、写字台、日历、电脑、电视机、冰箱、书架、床、椅子等，多一点儿更好。然后，也是最关键的，你需要把想要记住的东西，和这屋里的家具摆设一一对应上，建立起特定的联系。比如，你现在想把下星期一要办的六件事情记住，你就可以这样来做：下星期一，这可以和日历联系在一起，想象日历翻到了下星期一；你要给朋友写一封信，这可以和电脑联系在一起，因为你要用电脑来写信；你还要去商店买一双鞋、一盒鸡蛋，你还要去音像店里买一张你喜欢的大片影碟。好了，现在继续建立联系：鞋子，这可以和床联系在一起，因为你一向是把鞋放在床下面；鸡蛋，这正好放在冰箱里；至于影碟嘛，可以和电视联系在一起，因为你是要用电视来看影碟的。还有两件事情：一是你想向你的同学借一本学习辅导书，这也好办，书自然要放到书架上；最后一件事，你还有一个计划，准备请你的一个朋友来家里做客，很自然，你可以把这件事与椅子和桌子联系在一起，因为你们要一起坐下来吃点儿东西。

好，现在所有的事情都和屋子里的摆设建立了特定的联系，你要重新复习一下这种特定的联系，然后就比较容易了：你需要做的，就是回忆一下屋子里都有哪些东西，通过这些东西提供的线索，联系出来的就是你要办的事情了。

现在你可以看看自己是不是比较容易就能记起要办的事情了。首先，是什么时候要办这些事？看一看日历，那上面是下星期一。屋子里都有什么？电脑——写封信，电视——影碟，冰箱——鸡蛋，床——鞋，书架——借本辅导书，桌子和椅子——请朋友来做客。你看，这不是很容易了吗？

（2）数字—形状记忆法

这是一种通过把要记住的东西同数字的形状联系起来进行记忆的方法。什么是数字的形状呢？就是人为地赋予每个数字一个特定的形状。我们在学习数字的时候，有时老师会让我们用一种形象的方法记住 1 到 9 这些数字。比如，一支笔像什么？自然会想到数字 1；2 像什么？是不是可以和鸭子联系在一起？3 呢？是不是可以用耳朵来表示？4，可以想象成一个交通符号；5 是个钩子；6 是个烟斗；7 是个拐杖；8 多像个葫芦；9 可以用鱼钩来表示。有了这些形象的数字以后，我们就可以进行关键的一步了，把要记的事物和这些形象的数字联系到一起。比如，你要记住的有五个事物：头一个事物是一本书，你可以想象一支铅笔放在一本书上面；第二个事物是一个电视机，你可以想象电视里正在播放动画片；你要记住的第三个事物是一把锁，针对这把锁，你可以想象出一个人在耳朵上挂着一把小锁做装饰；第四个事物是一瓶酒，这很好办，你可以自然地联系到酒后开车被交警截住的场景；最后一个事物是一件上衣，你可以在头脑中想象一个钩子上挂着一件上衣。这样你要记住的五个事物，就可以很形象地在头脑中建立一个图景，有了这个图景你就不会轻易地把它们忘记了。

（3）连锁记忆法

连锁记忆法是通过想象把要记的东西有机地串到一起，这样，当提起一个东西的时候，就会自然地产生一种连锁反应，别的要记的东西也就跟着出来了。不

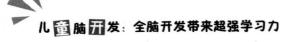
过这种方法有个比较困难的地方，就是你要想出自然的、有意义的能够把不同的东西串到一起的联结方式。

（4）Major System 记忆法

这是在 17~18 世纪发展起来的记忆术，现在仍然有不少人在工作中使用。这种方法就是把数字资料转化成有意义的文字，进而利用联想将这些资料记住。这种方法对于记忆一大堆数字、日期、电话号码等十分有效。

挖掘无限的记忆潜能

依据记忆的不同类别，我们可以有选择地训练我们的某种记忆。特别值得一提的是，每个人在记忆方面都有所侧重，张先生可能是偏重听觉的，李先生可能是偏重视觉的，王小姐对语词方面的内容记得特别清楚，赵小姐则可能对形象事物有过目不忘的本事。所以我们需要先了解一下自己或孩子擅长哪种类型的记忆，在哪种类型的记忆机能方面有所欠缺，然后就可以扬长补短了，也就是促进好的记忆品质进一步发展，同时找到不足的地方，及时通过训练提高记忆机能。

（1）显性记忆和隐性记忆的启示

我们从前面的讲述中知道，记忆有显性记忆和隐性记忆，这提示我们，记忆不仅可以有意识地进行，还可以充分利用时间和空间，通过无意识的过程来增强记忆。

（2）利用语音转换将短时记忆的内容推入长时记忆

短时记忆进入长时记忆的一个关键环节就是语音转换，了解了这个科学事实，我们就可以在记忆实践中充分应用了。如果哪些事情是必须记住的，那就在心里把这些事情至少默念一遍，试试看，也许你会惊奇地发现，原来你的记忆力是这么好呀！

（3）利用不同的脑半球活动从事不同的记忆作业

从前面的讲述中，我们还了解到记忆可以分为语义性的记忆和形象性的记忆，前者主要在左脑进行，后者主要在右脑进行。这提示我们可以利用不同的脑半球从事不同的记忆作业。

我们都有这样的经验，在读文章的时候，如果旁边开了收音机，里面正在播放长篇评书什么的，你肯定会受到干扰，对文章的理解速度会大大减慢，严重的时候还会发生文章里的事情和收音机里的故事纠缠在一起了。这是什么原因呢？就是我们读文章和听故事的时候，使用的是同一侧的大脑半球，两种作业产生了干扰作用。可是，如果你换一个频道，改成听没有词的音乐，你就不会再有受到干扰的感觉了。原因也很简单，我们听音乐用的是右脑，对我们读文章用的左脑没有产生干扰作用。

同样的道理，我们还可以通过交替性地使用左脑和右脑来有效地增强我们的记忆能力，提高学习效率。比如，在进行了一段时间的与语言有关的作业之后，你就需要让自己的左脑休息一下，这时你可以改为绘图或做几何题，这样就可以明显地提高学习效率。

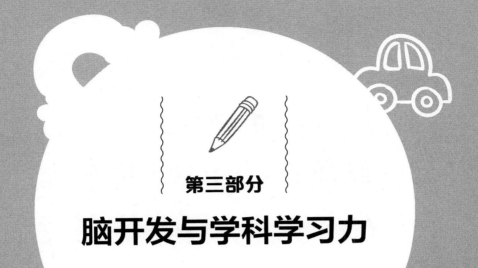

第三部分

脑开发与学科学习力

第十三章

脑开发与语文能力培养

脑科学提要

¤ 文字符号的使用是人类进化历程中的伟大创举

¤ 阅读是一项十分复杂的大脑功能，涉及多个脑区的协同活动

¤ 汉字本身的特点导致大脑在处理这种符号时也有与拼音文字不完全一样的特征

¤ 作文是左右脑半球协同活动的结果

1. 怎样开发孩子的阅读能力?

　　文字是人类最伟大的发明之一，没有文字，我们的生活是无法想象的。随着文字的产生，大脑也进化出相应的阅读机能，这种机能是认知活动中不可缺少的重要角色。

　　阅读是一种符号认知，儿童对文字的掌握是对言语视觉符号的学习。所以，我们教孩子阅读正是帮助他建立言语视觉符号与意义之间的联系。

（1）帮助孩子理解符号

　　虽然孩子在 19 个月大的时候就开始认识符号了，但要等到 30 个月的时候才能理解符号，比如说图画的意义。理解符号的能力是逐渐发展的，并且受儿童感知符号的经验多少的影响。研究人员让 2 岁半和 3 岁的孩子看一个真的房间和一个仿真的房间模型，然后指着模型房间里的一件家具，让孩子到真实的房间里寻找藏起来的玩具。结果只有不到 20% 的 2 岁半的孩子找到了玩具，而 3 岁的孩子找到玩具的比例达到 80%。在这项研究中，不论 2 岁半的孩子，还是 3 岁的孩子，都能记住藏玩具的地方，所以他们的差距并不是记忆方面的问题，造成这种差异的原因是 2 岁半的孩子不能像 3 岁的孩子那样将模型和实物联系到一起。

　　能够在符号和实物之间建立相应的联系，是儿童智力发展的一个重大进步，这也正是阅读理解和数学计算的基础。

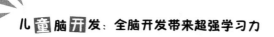

（2）速读训练

速读是一种阅读技能，已有不短的历史了。现在国内外不少地方有不少人在进行这方面的训练。

速读训练可以显著提高人的阅读速度。一般情况下，在一分钟内读完1000~2000字的材料，并且记住其中的大部分内容，对于普通人来说是比较困难的。但如果经过训练，就不成问题。虽然能够理解和记住的内容有所差异，但效果会是很明显的。一些速读竞赛的程序就是比较参赛者在60秒内读完由1000~2000字组成的材料，然后通过对资料的撷取、理解和判断的测定来评分，选出读得快，理解得也快的速读优胜者。从脑科学的角度来看，速读训练对于大脑的开发有促进作用。

2. 通过汉字阅读开发大脑功能

汉字最大的一个特点是它不是拼音文字。从文字的发展规律来看，它是从表形逐渐发展为表音，而现在的英文、法文、德文、意大利文都是表音文字。汉字可以说是目前世界上唯一的非表音文字系统。虽然它不是人类创造的最早的文字，但其他几种最初的文字都随着时间的推移而逐渐消亡了。只有汉字，从最初的象形文字开始，历经漫长的发展，尽管已经变化了很多，但是一直没有间断。汉字的源头可以追溯到4000多年以前，它创造了历史文字演化的奇迹。

汉字对亚洲的影响非常大，形成了汉字文化圈。到目前为止，韩国文字中仍旧使用部分汉字，日本文字中的一部分仍旧是汉字。汉字之所以没有间断，与它本身的特点分不开。中国是一个大国，语言上早就分化成不同的方言，目前有七大方言。说不同方言的人，在语音上是难以交流的，比如说广东话的人就理解不了上海话。那怎么办呢？不要紧，这就是汉字的功劳了，不论说哪一种方言，用的文字系统都只有一个，那就是汉字。这样，说广东话的人就可以通过汉字把意思传达给说上海话的人了。

中国地域辽阔，在古代不可避免地出现分邦自立的情况，为了建立一个统一的国家，单靠军事力量是不行的，还要有文化上的制约。所以，秦始皇首开先例，统一了文字。历史证明，这的确是一项十分重要的举措。中华大地历经沧桑，几多磨难，经过多少朝代更迭，从分裂到统一，再分裂，再统一，最终还是一个完整的国家，这其中不能不提及汉字的功绩。

现在我们推行普通话，尽量使用统一的语音系统交流，不仅可以大大促进各地经济文化的有效沟通和发展，从长远来看，也起到维护国家团结统一的作用。

不能否认的是，汉字学习起来比较困难，电脑输入也比较麻烦，虽然现在有了各种汉字输入法，但是比起西方的字母，输入还是比较麻烦。这主要源于汉字的非表音特征，它是表意的文字体系。汉字的这一特点涉及我们下面要谈的能不能通过汉字开发大脑的问题。

20世纪70年代，美国《科学》杂志刊登了一篇研究报告，内容有关针对阅读障碍进行的矫治实验。阅读障碍在国外是家喻户晓的学习障碍，家长和学校老师对这种障碍十分头痛。研究者用汉字作为辅助手段，帮助有阅读障碍的患者学习英文阅读，结果阅读障碍的症状得到了明显的改善。结合另一个现象，即在使用汉字的地区，至少学校老师们对以西方标准定义的阅读障碍并不熟悉。由这一事实，我们可以得出一个十分可能的情况：中文阅读时的大脑机制和拼音文字的阅读有所不同，汉字阅读改善西文阅读障碍的实验结果正是它们起用不同的大脑功能的表现。这给了我们一个很好的提示：为什么不尝试通过汉字阅读来开发人类大脑的功能呢？这应该完全可以成为一个简便易行的脑开发实用手段。

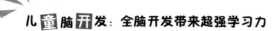

汉字开发大脑功能的机理

神经心理学家进行过大量的速示实验，即快速地以短于两眼球转动的时间（通常为 180 毫秒），将汉字或图形呈现给被试者的左视野和右视野，并通过反应时间和错误率检测大脑以哪一侧半球为主来处理汉字信息。左视野的信息传到右半球，右视野的信息传到左半球，左视野和右视野在信息处理上的速度和正误率正好可以反映出哪一侧半球适合哪一类信息。

实验结果发现，进行汉字阅读时，虽然左脑处于主导地位（这一点和拼音文字是一致的），但右脑也在一定程度上参与了信息处理的过程（这一点与拼音文字有很大的差别）。统计结果不论是从反应时间上，还是从错误率上，都显示了在汉字信息的处理上大脑两半球的偏侧化程度与西方文字有一定的差异。由于汉字在一定程度上还具有形象的特征，它不是一个单纯的拼音文字，人类大脑右半球在处理形象信息方面的优势肯定会有所表现。换句话说，在阅读汉字时，两个大脑半球都在活动，至少比处理拼音文字时程度强一些。另外，汉字由于没有语音转换机制，更多地需要对字形的感知和把握，因而很可能调动了更多的成分或不同的区域参与处理。从这个角度出发，我们也就不难理解为什么汉字阅读可以改善阅读障碍的症状了。而它在开发大脑方面的机理也比较清楚了，即调动了两个半球的机能，以及更多的形象和语义方面的参与。进行汉字阅读时更多地需要对文字的形状及结构的认知，这有利于视知觉的发展，而这恰恰也是大脑认知功能的一个重要方面。

3. 不可忽略的书写机能

书写机能涉及两个方面的内容，一方面侧重语言学机能，另一方面涉及精细动作。不论是哪一方面，都是人类长期进化形成的重要信息处理和认知操作技能，这种技能应该保持和继续发展，不应让其随着现代科技的发展，随着电脑的广泛使用和打字的普及而发生退化。从脑功能开发的角度出发，对于儿童，我们更要主动地进行书写机能的训练。由于书写技能与精细动作的发展密切相关，当儿童的精细动作没有发展到一定程度的时候，过早地进行书写训练也不现实，但是当儿童的精细动作有了一定的发展时，就不要耽搁了，因为书写也是一种言语机能活动，它还可以促进其他言语机能，即口语和阅读机能的发展。另外，书写训练本身也是一种精细动作的训练，它与人的精细动作有相辅相成的作用。具体来说，书写训练从幼儿园阶段就可以开始，最晚在学前班就完全可以进行了。

4. 写作文是大脑两半球的共同活动

不少学生一听到写作文就头疼，特别是很多男同学，虽然数学成绩不错，但是语文成绩总是不尽如人意，其中作文是最困难的。很多学生在写作文时，总是感觉脑子里很空，不知道写什么，也不清楚从什么地方写起，写着写着就写不下去了，有时顺着前面的语句走下去吧，又不知该如何转弯，如何继续，如何结尾。好不容易写完了吧，一看，又感觉十分空洞，难以令人满意。对这个常见的现象可有多种解释，比如，看的书少、词汇积累得不够充足、平时练习得少，等等。

而从脑科学的角度来看，这其实是学生在写作文时没有调动好左右两个脑半球，没有让它们协同工作，两个脑半球没有配合好的结果。道理其实挺简单，因为一篇内容丰富的作文实际上可以看成一幅情节有趣的图画，一幅引人入胜的图画也可以转换成一个令人难忘的文字故事。我们的左脑负责言语和文字，而右脑负责管理图像和画面。所以写作文的过程，就是一个左脑和右脑转换信息的过程，把图像信息转换成文字信息。所以，如果想要写好作文，首先要在右脑构想出一幅完整的图像，然后再用恰当的文字把这图像描绘出来。这就需要左脑和右

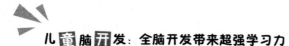
脑协同活动，如果仅用一个半球，仅仅围绕一些孤立的词语打转，却没有把重心放到构建图像上，以及进行图文转换上，那就必然造成不知道写什么的状况。勉强写出来的东西，也显得空洞乏味。

加强孩子言语能力的训练

阅读汉字可以提高大脑的功能，速读可以提高脑对文字的处理速度。写作文是左右两半球协同配合的过程。书写机能是脑的言语机能的重要组成部分，但是随着电脑的普及，这种人类特有的机能正在退化，应该及时阻止这一过程。

（1）闪读汉字训练

根据大脑对汉字的处理方式，左脑处理汉字，右脑处理图像，采用速示的方式可以准确地把汉字投射到左侧半球，图形投射到右侧半球，这样可以非常有效地提高孩子认读汉字的速度。

找一些硬的白纸板，在中间竖着画上一条线，在线的右侧写上要教的汉字，在左侧贴上与该汉字相对应的图片，以短于一秒的时间迅速地呈现给孩子，让他认出并读出来。实践证明，这是一种很有效的训练大脑的好方法。

（2）写大字训练

大字训练是写字的基本功，当孩子掌握了基本的写字规则，认识了一些基本的常用汉字以后，就可以进行写大字训练了。

（3）扩大语词量的游戏

游戏一：以音节诱导的扩充

让孩子做这样的游戏，家长做个记录：让孩子尽可能多地在一分钟内说出以某一个音开头的词来。比如，以 hé 这个音节开头的词语——"合作""和平""和气""河水""河马"等。

游戏二：以事物的范畴诱导的扩充

与上面的游戏类似，不过这时不是以某个音节为诱导了，而是让孩子尽可能多地在一分钟内说出某类事物。比如水果类，"苹果""葡萄""香蕉""西瓜""梨"等。

（4）脑智作文训练

脑智作文训练的主旨是训练学生图像与言语、文字之间的转换机能。有三种训练方式：

训练一：看图说话

给学生一幅图，让他用语言把这幅图描述出来。这是训练学生把视觉信息转换成言语信息的机能。

训练二：听话画图

对学生讲一个故事，或是一种情境，让学生把听到的内容用图画的形式描绘出来。这是训练学生把听觉信息转换成视觉形象的机能。

训练三：看图写作文

给学生呈现一幅图，让他根据图的内容用文字编一个故事。这是训练学生把图像转换成文字的机能。

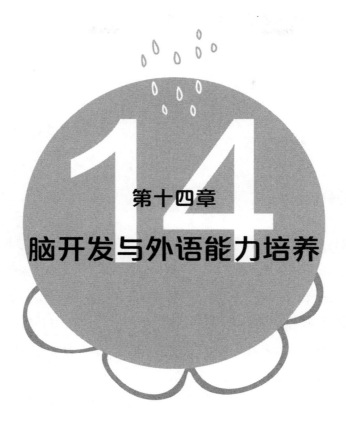

第十四章

脑开发与外语能力培养

脑科学提要

¤ 人脑具备掌握多种语言的潜力

¤ 外语和母语在大脑上的定位十分接近，但并不完全重合，比如脑损伤导致失语的
时候，外语和母语受到损害的程度并不一样，通常情况下，母语保留得比外语好

¤ 学习外语可以促进大脑的发展，特别是言语感知和表达机能

¤ 外语学习对其他认知机能也有明显的促进作用，特别是对于记忆机能

¤ 一些天才人物往往是掌握两种或多种语言的人

1. 人脑的外语潜力

人脑具有结构上的先天言语机制，这种机制可以使人类掌握多种语言系统。我们知道的许多天才人物，他们有一个很明显的共同特征，就是会说多种语言，而且在他们还很小的时候，就表现出掌握多种语言的能力。其实，这并不仅限于那些天才人物，普通人也一样可以表现出语言天赋，只要家长注意在这方面给幼儿发展机会就行。因为人类天生具有掌握语言的能力，只要条件合适，这种能力就可以发挥出来。最容易表现的，大概就是外语的掌握了。

研究发现，外语和母语在人脑上的定位是十分接近的，但不是完全重合的。比如，当脑的特定部位由于脑血管损伤或其他原因被破坏时，会出现母语和外语的分离现象，虽然两种语言机能都可能受到损害、出现障碍，但是障碍的程度往往有较大差别。一般情况下，母语机能保持得比较好，外语发生障碍的状况则相对较为严重。

实验研究和社会观察发现，外语学习对于人的语言机能本身有明显的促进作用，很多外语学习得好的人，整体的言语表达和感受能力都获得了不小的提高。用通俗的话来说，就是言语机能开窍了。

2. 外语学习的关键期

外语学习十分重要，这已得到了人们的公认，而且很多人也都同意外语教育应该尽早开始。但是早到什么时候最合适？这是困扰家长和老师的难题。这里有两个问题。

（1）母语和外语是同时开始学习，还是一先一后更合适？

一个问题是母语和外语这两种语言，究竟是同时开始学习好，还是一先一后进行更合适？

对此，人们还没有取得一致的看法。现在有两种不同的观点：一种认为两种语言可以同时学习，也就是说，当孩子学说母语的时候，就开始进行第二语言的教育；另一种观点认为，最好等儿童的母语有了基础以后再开始外语教育。

对于这两种观点，我们比较赞同第二种。

首先，从实用的角度出发，第二种观点或做法更现实一些。因为我们不太可能在孩子刚开始说话的时候，就找到合适的环境和条件，同时开始第二外语的教育。此外，一些实际发生的情况也支持第二种做法。英国研究人员对一些地区的小学进行学习障碍状况调研，结果发现，很多有学习障碍的学生都来自孟加拉人家庭，在排除了各种可能的因素之外，只剩下语言学的原因了。他们发现，这些孟加拉人家庭在子女的语言习得上有一个共同的环境特点，就是在家里他们都说孟加拉语，而在家庭以外则全说英语，而且是从孩子刚开始说话的时候接触的就是这样的情境了。专家们分析的结果是：恰恰是这种同时接受两种语言的情况，造成了孟加拉人的子女在上小学时出现了学业上的困难。为什么呢？因为我们的多种认知机能都在相当程度上依靠语言机能的发展，而在语言机能的发展中，对语义的掌握又是其中的关键环节。比如，对一个概念的理解，就需要对其有准确的语义定义。设想一下，孩子初次接触一个苹果的时候，对此有个认知，形成苹果的概念。如果这时有两个词语同时出现，一个是用孟加拉语表示的苹果，另一个是英语 apple 表示的苹果，这时孩子的脑子自然会出现迷惑，苹果这东西到底应与哪个词语产生对应关系，归属于哪一个呢？这势必会让幼儿对苹果的认知出现一定程度的理解混乱。现在看来，对一个事物或一个物体应该有与其对应、清

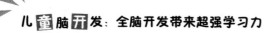
楚明白的定义或认知，这对于以后概念体系的形成和多种认知机能的形成都是重要的，因为它会建立一个坚实的认知基础，而帮助建立这种认知基础的自然就是母语。由于孟加拉人子女在言语理解方面出现了混乱，这就造成了日后在上学时，由概念掌握的问题，发展为学习障碍。

这个研究可以帮助我们得出一个相对保守却对认知的健康发展比较保险的决策：最好在母语的基础已经基本建立了之后，再进行第二语言的学习。

（2）什么时候开始学习外语最合适？

第二个问题是，如果我们在母语的发展有了一定的基础后再进行外语学习，那么什么时候开始最合适呢？现在看来，5岁左右就可以开始了，不要等到上小学之后，那样已经有点儿晚了。国内外大量的教育实践表明，在幼儿园阶段开始第二外语教育会有很好的效果。目前，幼儿园的外语教育已经成为一个重要的早期教育内容。

3. 第二语言教育的关键内容

搞清楚了什么时间开始第二外语学习的问题，接下来就是第二语言学习的主要内容应该是什么的问题。这很重要，以前人们对这个问题想得不多，认为语言学习当然要能看、能听、能写，但哪一个是最重要的，学术界和实际教学工作者都有不同的观点和做法。

对于成人来说，人们习惯把重点放到读和写这两种技能上，这是合情合理的。因为成人学习外语往往出于工作需要，他们最想掌握的，也可以说是学习外语的一个主要动机是要能看得懂，能表达出来，这样可以与外国人进行书面交流。所以很自然地，人们在教学中就会对语法等内容有所偏重。但是这样就会出现"哑巴英语"，能看能写，却不能进行口头交流。

　　我们要特别注意的是，这种情况与儿童学习外语的需求是完全不同的。儿童学外语的主要目的与成人不同，不应该是读和写，而应该是听和说。所以，对于儿童来说，外语学习的主要内容应该围绕怎样把外语作为一种口头交流工具来考虑。

4. 外语学习对其他智能的正迁移作用

　　人们的研究和实践发现，学外语不仅仅是掌握一种交流的工具，同时还能对人的其他认知功能产生积极的影响。用心理学的术语讲，这是由于外语学习对人的其他认知机能产生了正迁移作用。这其中的道理并不复杂，主要有两方面的原因：一方面是因为一个人在学外语的过程中训练了言语机能、注意机能、记忆机能，以及其他相关的认知机能，这些受到训练的机能在学外语的过程中也得到了提高；另一方面，语言与其他认知机能的关系十分密切，比如语言与思维的关系，因此学习和掌握一门外语本身就使人的其他认知机能（包括思维活动）获得了更丰富的使用资源和操作手段。耳闻目睹的事例也可以证明学习外语对其他机能的正迁移作用。比如在前面提到的，包括卡尔·威特在内的一些成功的教育案例，这些优秀人才有一个很重要的特征就是往往会好几种语言。所以，多学外语好处多多，可以大胆地多教孩子学外语。

 ## 创造良好的语言环境

外语学习可以促进大脑功能的发展。

外语学习除了能够提高一般言语机能以外，还可以促进其他认知机能，比如记忆等方面的发展。

外语学习最好在幼儿园阶段就开始进行。

"听"和"说"是外语学习的关键环节，应以"听""说"促"读""写"。

（1）给孩子提供一个理想的外语语音环境

这个环境在孩子刚开始学习外语时更为关键，家长需要关注的核心是语音的发展。儿童外语学习的主要内容是"听"和"说"，"听"和"说"的基础是一个发育良好的外语语音系统。选择一个理想的双语幼儿园，或是一名合格的外语教师，条件许可的情况下，也可以考虑外教，让孩子从小打下一个坚实的语音基础。

（2）给孩子创造一个可以积极练习的机会

外语是一种交流工具，是一种言语技能，给孩子创造一个可以积极进行交互"听""说"的环境，让孩子在真实的交流中掌握外语。

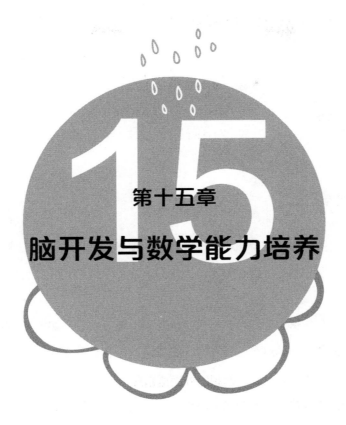

第十五章

脑开发与数学能力培养

脑科学提要

¤ 大脑的额叶和顶叶在数学活动中都起到重要作用

¤ 数学活动不单涉及左半球的功能，右半球也很重要

¤ 计算机能包括至少两种能力，一种是精算，另一种是估算。过去我们对于精算过于偏重，现在看来，估算也是不可忽视的重要数学机能，它更多地与大脑的额叶相关

¤ 脑的不同部位的损伤可以导致不同类型的计算障碍（失算症）：

· 单纯性的计算障碍

· 空间性的计算障碍

· 与数字认知相关的计算障碍

这些不同类型的失算症表明，数学是一个由多种认知活动组成的复杂功能系统，因此，数学机能的训练是一个多方面脑功能开发的过程

1. 脑的数学机能

近年来，关于数学的脑机制的研究取得了很多进展，对数学机能的脑定位有了更准确的观察和结论。现在看来，大脑的下述几个结构和区域与数学机能有直接的联系。

首先是额叶。这个脑叶目前看来是与数学机能关系最密切的大脑区域。

其次是顶叶。脑的这个区域与我们日常进行的各种计算和数学活动也是密不可分的。

此外，在谈到数学的脑机制的时候，还需要重新审视左右半球的关系。研究发现，数学机能不单是左脑的功能，右脑也起着重要作用。

很多资料来自临床脑损伤出现的计算障碍。现在发现，当脑的不同部位损伤后，会产生不同类型的计算障碍，临床上将其称为失算症。

有一种失算症表现得比较单纯，就是计算活动本身出了问题。病人认得数字，读数、认数、写数都没有什么问题，但是计算的方法或程序出了问题，比如，在计算过程中可能不会运算法则，不知道"加"是怎么操作的，"减"是怎样的过程，也可能不会"进位"，搞不清楚个位、十位、百位，等等。我们把这种类型的数学障碍叫作单纯性的失算。

另一种失算症是与数字的认知障碍相关联的失算症。患者读不了数字，不懂数学符号，但可以读文字，由于不认识数字和数学符号，计算当然也就不可能了。

还有一种失算症是空间的操作出了问题，叫作空间性的失算症。数学与空间机能有着密切关系，空间操作有了障碍，计算也要受到很大的影响。比如说进位，分不出个位、十位或百位，不懂这些，结果就算不对了。

再有一种是推理出现问题的失算症，抽象机能出了障碍，应用题自然也就解答不了。

造成不同类型的失算症的脑损伤部位是不一样的，右脑损伤多造成空间性的计算障碍，额叶损伤多造成推理障碍性的失算，左侧顶叶和颞叶等部位的损伤会导致数字符号的识别出现问题和单纯性的失算。所以我们说数学是一项很复杂的过程，脑的很多部位都参与了。具体哪个部位起什么作用正是科学家要深入研究的内容。

2. 数学机能发展的关键期

儿童数学机能的发展有以下几个主要阶段。

（1）辨数、认数和点数

儿童对数量的认知有一个发展历程，这个历程可以分为辨数、认数和点数三个阶段。

辨数是区别两个集合中元素数量的多和少。辨数的发展最早，许多刚满 1 岁的孩子已经能够正确分辨物品的多和少了，辨数发展的关键期是在 2 岁左右。

认数是不用点数而凭直觉认识集合中元素的数目。认数的发展比辨数晚一些，但比点数早，认数发展的关键期是在 3 岁左右。

什么是点数呢？点数指的是逐一按物数数，并说出总数是几个。需要注意的是，按物数数和说出总数是两个不同的过程，按物数数在先，说出总数在后。点数发展的关键期是在 3 岁半左右。

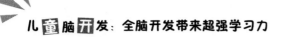

（2）数概念的掌握：基数和序数

儿童对数概念的掌握包括两个基本内容，一个是基数，另一个是序数。基数指的是一个数的大小，而序数指的是数与数之间的先后顺序。儿童基数概念的萌发要比序数概念早一些。

数数是儿童认识"基数"概念的开始。

一般情况下，孩子要长到 2 岁左右才会数数。会数数是人类数学机能发展历程中的第一个重要里程碑。

研究表明，儿童数数的时候，一般要遵循以下五个基本规则：第一个规则是一个数对应一个物体；第二个规则是数与数之间有一定的顺序；第三个规则是数到的最后一个数就代表了这个数列所含的个数；第四个规则是数数的方法可以用于任何数列；最后一个规则是数数时不论从什么地方数都行，也就是说一个数列的长短与从什么地方开始数数没有关系。这五个规则的认知是掌握数数技能的关键。

研究发现，儿童在 5 岁左右的时候已经掌握这五个规则了。一方面，数数实践会大大促进儿童更好地掌握这些规则；另一方面，一旦掌握了这五个数数的规则，儿童的数数将会更加准确。这提示我们，5 岁左右是儿童掌握数数技能的重要时期。

儿童对序数概念的掌握，是在认知基数之后。

3 岁以前的儿童虽然已经可以辨数和认数了，但几乎没有"第几"的概念。而序数就是先认识几个，再掌握第几。

儿童序数概念发展的高峰出现在学前期，有人曾对 3 岁、4 岁、5 岁三个年龄段的儿童进行研究，要求他们对 36 组 1~9 的组合进行大小比较。结果发现，3 岁儿童的正确率在 50% 左右，4~5 岁的儿童则达到了 80%。这说明 5 岁左右的儿童，序数概念已有了显著的发展。

儿童是如何掌握序数概念的呢？研究发现，当成人教儿童学习序数时，常使用这样一种方法，即将要教的每个数字与客观实物对应起来。比如说，5 这个数字就对应于 5 个苹果或 5 个杯子，6 就对应 6 个苹果等。由于这时儿童已经认识到"大"与"多"相关，"小"与"少"相关，这样他们就可以借助实物，理解每个数字的大小含义，以及数字与数字之间的顺序关系，这样也就获得了序数的概念。

（3）为什么说孩子会数数不一定是理解数字了？

不少家长都发现，三四岁的孩子已经可以数 10 以内的数了。但孩子是不是真的理解了这些数呢？也就是说认识了成人所理解的数量呢？这可不一定。因为数数和了解数字不是一回事。

我们可以做个小测验，让孩子找出 5 个东西来，孩子会找出完全相同的 5 个物体来，比如说 5 块石头或者 5 个苹果。但如果给孩子呈现不同的东西，而相同的物体又不够 5 个的时候，孩子可能会说找不出来。这说明什么呢？说明孩子理解的数字 5 与成人理解的不一样。孩子此时对数量的理解还离不开具体的实物，他们对数量的理解还没有上升到数字的抽象意义。

要想让孩子真正了解数字，真正认识数量的概念，就需要让孩子自己有个抽象化过程，家长要帮助孩子完成这个抽象化过程。怎么做呢？这并不复杂，就是在教孩子数字的时候，要用不同的物体和不同形状的东西。比如，在教孩子数字 3 时，就不能仅仅满足于孩子可以找出 3 个相同的苹果或 3 块相同的石头，还要让孩子学会能够在各种不同的物品中选出 3 个东西来。至于孩子是不是真的理解了，你可以看看孩子是不是每次都选了同样的东西，如果每次都不一样，但数量是一样的，就说明孩子理解 3 这个数字的抽象意义了。

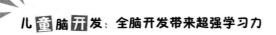
3. 什么是珠心算？珠心算训练可以开发大脑吗？

珠心算是珠算式心算的简称，这是一种民间流传的快速计算的技法。它以珠算为基础，通过专门的训练，将传统的手拨算珠变换成大脑的意象运作活动，形象地说，就是在脑子里完成快速打算盘的过程。这是传统珠算技术的一个重大变革，是珠算发展史上新的里程碑。

珠心算的速算效果是十分明显的，运用珠心算的方法进行计算的速度大大高于普通的计算过程。珠心算教学在国内许多地区以及亚洲一些国家得到了推广。教学实践证明，这种训练可以培养学生以令人惊奇的速度进行大数目的四则运算。人们自然会想到，珠心算仅仅只有速算效果吗？珠心算对人脑的其他机能有没有促进作用呢？可不可以通过珠心算对大脑进行开发呢？为此，我们进行了初步的实验研究。

我们的实验是在两组儿童中进行的。一个是实验组，由经过三年珠心算训练的儿童组成，共 10 人；另一个是对照组，由同龄同校但没有接受过珠心算训练的儿童组成，共 12 人。对这两组学生我们进行了一系列神经心理学的测试，目的是想看一看珠心算训练对儿童大脑的认知功能有哪些作用。

这些测试是：（1）数字计算测验；（2）一般认知能力测验，其中包括数字记忆广度测验、注意划消测验和搜索任务测验；（3）YWG 神经心理测验（电脑化的脑功能测评系统），其中包括图像记忆测评、汉字记忆测评和大脑偏侧化趋势测评。

我们不知道儿童在进行珠心算运作时大脑是怎样处理信息的，但我们可以通过眼动仪观测眼球运动，所以让会珠心算的孩子进行数字计算和任务搜索作业时，我们用一台敏感的眼动仪进行记录，看看他们的眼动轨迹和没有经过训练的儿童有什么不同，这会告诉我们这些儿童是用什么方式进行信息加工的。

以下是我们的部分测试结果：

（1）在数学计算测试方面，经过珠心算训练的儿童与未经过珠心算训练的儿童在正确率和计算速度上存在明显的差别。实验组儿童的正确率和计算速度都显著高于对照组。前者的正确率为82%，后者仅为1%。另外，实验组儿童的眼动轨迹与对照组不同。前者注视呈现的数字所需要的时间也明显少于后者。接受过珠心算训练的儿童的眼动轨迹呈现一种横向扫描的方式，而未经过训练的儿童则呈现竖向扫描的方式。这表明，训练后的儿童会采用与普通儿童不同的信息采集方式。

（2）在一般能力测验方面，实验组的平均记忆广度比对照组大；数字划消测验中，实验组的成绩高于对照组；在搜索任务实验中，实验组的儿童平均速度也快于对照组。

这三项结果显示，训练组比对照组在记忆的广度、注意的集中程度和选择灵活性方面均有优势。

（3）采用YWG神经心理测评系统对两个组的儿童进行脑功能评定，结果发现：在图像记忆和汉字记忆两项测验中，两组儿童在反应时间和正误率上没有显著差别；但在脑偏侧化测试中，实验组的儿童显示出更明显的偏侧化成熟趋向。偏侧化成熟趋向越明显，表示大脑功能的左右分化越明确，这样，大脑两半球相辅相成、相反相成的活动才能够更有效地实现，大脑的功能也会发挥得更好。

对珠心算是否可以提高儿童的大脑功能进行科学研究，是一项认真、复杂和长期的工作。我们的这个结果只是一个初步的探索。这个结果显示，珠心算训练对儿童的认知机能有促进作用，对大脑的偏侧化进程也有一定的效果。当然，这只是一个初步的研究，被试数量有限，涉及的方面也还不够全面，所以还需要做进一步深入的研究。

4. 精算与估算

脑科学的研究发现，人类的计算机能至少包括两个不同的方面：一是精确的

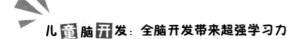

计算，比如说 3×5=15，15 是一个精确的数；另一个是粗略的计算，比如，如果问你从家里走路到动物园需要多少分钟，你不会给出十分准确的数字，但可以估计出一个大致的时间，这就是估算。估算和精算一样，对人的生活和工作都十分重要。但是长期以来，直到现在也是一样，学校教育对于精算的重视程度远远大于估算。不过，随着脑科学和教育科学的发展，人们越来越重视估算了，估算在教学中占的比重也远比以前大得多了。

　　精算和估算不是一种过程，脑的定位也不在一个地方。估算比精算更多地依靠大脑额叶的机能。在临床上，对估算机能的测定也是评定额叶机能的一种方法。由于精算和估算的大脑负责区域不一样，更重要的是考虑到在实际生活中的意义，估算训练应该成为开发大脑数学机能的一个十分重要的方面。

怎么做？ | **提高孩子数学能力的训练**

估算和精算是人类计算机能的两个方面，切不可忽视重要的估算机能。

数学机能需要早期开发，开发的方法要符合孩子对数学机能掌握的规律。依据数学机能发展的关键期，循序渐进地进行科学的数学机能训练。

珠心算可以提高孩子的计算速度，更重要的是要通过珠心算训练提高其他认知机能。

（1）在幼儿园时期，适时开展相应的数学机能训练

在孩子 2 岁左右的时候，让孩子学会辨数；在 3 岁左右的时候，进行认数和点数的训练；在孩子 5 岁的时候，大量进行数数练习和游戏。

（2）经常进行估算训练

每周都做，可以采用游戏的形式，家长和孩子一起进行。比如，估计家人从商店回到家里的时间，或是从家里走到附近某处的时间，大概需要多少分钟，然后验证一下，看一看谁估算得更准确。

（3）适量进行一些珠心算训练

珠心算的训练过程要经过几个步骤，先要实际拨珠训练，然后模拟拨珠训练，再过渡到映象拨珠，也是核心训练。通过大量的练习，最终在脑中形成珠象运动，并成为计算操作的一种能力。

第十六章

自主学习与元认知

脑科学提要

¤ 额叶是人类大脑的"司令部"

¤ 元认知是大脑额叶的主要机能

¤ 自主学习正是元认知在人类学习中的体现

1. 自主学习

不知道父母们有没有注意到这样一个现象：其实真正学习好的、不论参加什么考试都能取得好成绩的孩子，往往并不是那些整天上补习班的。我们采访过一些老师，他们也提到这样的现象。那些在班里学习最好的孩子，取得的成绩往往都是孩子自己努力的结果，他们的家庭条件并不特别优越，父母也未必是知识分子，家里能够提供的学习环境也并不理想。

还有一个现象，学过数学的人都很熟悉，就是在老师讲完道理后，会有一个照着例题做题的过程，然后学生开始做练习题。但是，当遇到与例题不一样的、有些变化的练习题时，有些学生就发愁了，做不出来了。他们就去寻找相同的例题，但又找不到。如果向老师或同学请教，却还是以例题来讲解，他们就算做再多遍例题，一旦面对与例题不一样的练习题，便又没有了主意。

再有，为了应付考试，很多学校和老师都会采用题海战术，在考试前押押题。结果，如果运气不好，则事倍功半，甚至前功尽弃。

造成上面这三种情况的一个共同原因是缺乏自主学习。用认知心理学上的术语来说，就是缺乏元认知；从脑科学的角度来看，则是大脑额叶功能欠缺。

什么是自主学习？学习是一种主动的过程，这种主动是脑的主动，是一种自我的觉知。知识是需要内化的，如果没有这种主动性，仅仅靠老师逐个讲解，学生再逐个记和学，是很难完全掌握浩如烟海的大量知识和各种技能的，也是不可能的。所以，就需要一种对知识和技能的内化过程。所谓内化，就是把知识和技能变成自己的东西，而且可以进一步拓展，进一步深化。只有这样，才能应付变

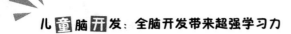
幻莫测的考试内容，才能适应复杂多变的世界。最重要的，学的知识和技能才能在实际生活和工作中真正派上用场。否则就会十分被动，上多少补习班也用处不大，刷多少题，考试也没有把握，因为缺乏随机应变的解题思路。说到底就是缺少了自主学习，缺少了把知识和技能转变成本事的主动过程。

2. 元认知

自主学习的背后是元认知。元认知是认知心理学的一个重要概念，指的是人对自己认知行为的监控。具体来说，就是当你从事一种认知活动的时候，你对这种认知活动本身的觉知和管控。可别小看这种心理活动过程，它是反映一个人的认知活动成熟程度的重要指标。人在小的时候是没有这种元认知的，只有到一定年龄，元认知才表现出来。比如，两三岁的小孩很少明白大人为什么要教他们认读汉字，只知道是大人让他们学。等上了小学，孩子就会明白这里面的道理，学习也就会变得主动了，不再是老师让他学他才学。在看到一些不认识的汉字时，也会主动去识记这些汉字，因为他明白学汉字是为了什么。还有一些孩子会自己想办法多学一些汉字，即便是老师没有这种要求，他们也会想方设法地去学、去记。这就是自主学习。

3. 元认知与深度学习

元认知这个概念已经有一段时间的研究了，并不是一个全新的心理学范畴。随着研究的深入，它的最新进展与当前人们时常谈论的"深度学习"联系到了一起。深度学习旨在研究元认知的具体运行机制，现在看来，深度学习有这样一个自主的过程：先是通过直觉进行判断和学习，接着便进入思考阶段，其间将新获取的信息与业已存在的知识进行比较、选择和融合，这是一种批判性的同化过程，这种过程不断重复，最后会构建出新的更完整的知识体系。深度学习不仅在人工智能上大显身手，还为我们深化元认知的过程提供了具体的操作手段。

4. 大脑额叶的功能

从大脑的功能上看，元认知和深度学习的背后，其实就是大脑的额叶功能。在各种认知功能中，元认知是最后才发展出来的，而在人类大脑的各个结构中，额叶也是最后一个发育完成的。这种巧合正是人类行为演化的自然结果。

对于人类来说，元认知是最重要的功能，也是人类意识发展的基础。知道自己是谁，知道怎样调整自己的行为以适应环境的变化（特别是社会环境的变化）才能生存。所以，对元认知的培育，从脑开发的角度来看，其实就是对额叶功能的开发和培育。

但是由于额叶出现和成熟得最晚，所以也不必太着急，我们并不希求孩子在很小的时候就进行额叶功能的开发，这也并不现实，更无法操作。当孩子的额叶机能还不具备发育条件时，过早的培育是徒劳的，反而会耽误别的机能的培育，我们需要等待一段时间。一旦额叶功能开始发育了，就可以及时进行相应的培育。

那么，额叶的培育从多大年龄开始合适呢？

一般来说，在幼儿园大班就可以开始了。这时候，孩子的元认知已经表现出来了。元认知的重要性随着年龄的增长不断升级。在小学最初阶段，元认知还不是很重要，但当到了小学快毕业的时候，元认知机能就开始表现得越来越明显；到了中学，就升级为最重要的认知功能了。所以，我们对元认知的重点培育，从经验上来看，最好从小学四五年级开始，到了中学，就需要专门进行培育了。

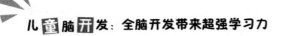
5. 情商、大脑额叶和元认知

一个孩子有没有出息，其实并不在于他的学业或智商，不少学霸的职业生涯并不出色，人们喜欢把这背后的原因归结为情商。要知道，情商恰恰也正是大脑额叶的功能！

此外，不知大家是否听说过"棉花糖实验"。这个实验揭示了"延迟满足"的心理素质在人的成长中的重要性：一个孩子能不能适应社会，能不能成为有用的人才，很大程度上与能不能控制自己的欲望，能不能为了实现长期目标而放弃短期满足的心理品质密切相关。这也正是孔子两千多年前就曾提出的"克己复礼"的道理。而这些心理素质的物质基础，正是大脑额叶。从进化的视角看，人类的大脑额叶是社会化的产物，情商是在社会活动中形成的，控制自我欲求的能力也是在社会规范的基础上培育出来的，大脑额叶也在这个过程中不断发育，成为目前最突出、最重要的部分。

这么重要的功能，我们可以怎么培育呢？

提升孩子元认知和自主学习能力的训练

在这里介绍一下提升元认知、学会自主学习、启动大脑额叶的复式记录法。

家长在孩子做数学例题的时候这样来操作：

（1）事先准备好一张白纸，在纸的中间画一条从上到下的直线，把这张纸分成左右两半，或者对折一下再打开，形成左右两部分也行。在纸的左半边上部标上"例题"，右半边上部标上"思考"。

（2）开始让孩子做例题。要求孩子在左半边纸上按照例题给出的内容，一步一步地做下去。注意，一定要按步骤一步一步做下去，不要跳着做，直到例题完成。

（3）让孩子在纸的右半边写东西。写什么呢？就写在进行左边的每一个步骤的时候，脑子里在想些什么，也就是为什么要有这个步骤，这个步骤要解决的是哪个问题，这样做到底是为了什么，等等。

（4）按这样左右分开的方法，把每道例题都做出来。

（5）当孩子完成之后，家长就有事情要干了：分析一下孩子在右边纸上写出的内容，看看有没有什么规律。相信用不了多久，家长就会发现孩子思考问题的方式了。方式对了，强化它；方式错了，找到要修正的地方，给予孩子指导。

这就是复式记录法。简单，而且效果很好。右半边纸上的内容其实就是孩子对自己思维的一种监测。这样的操作一共要进行至少二十天。经验告诉我们，一个习惯的养成至少需要二十天。就是要让孩子养成这样一个习惯：做例题的时候，不是照葫芦画瓢，而是动一动脑筋。只要坚持这样做下去，用不了多久，孩子不光是数学成绩好了，知道怎样做例题了，最重要的是他们学会了自主学习，学会了对自己的思维活动进行监控和调节。这就是元认知。

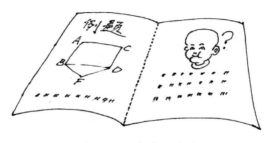

图 16-1　复式记录法

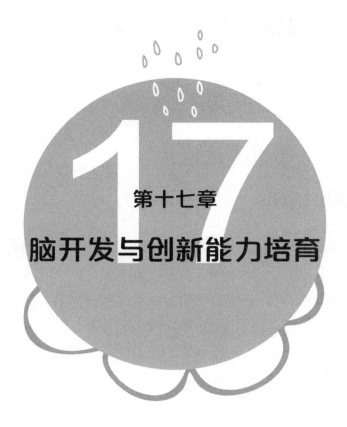

第十七章

脑开发与创新能力培育

脑科学提要

¤ 创新是一种独特的大脑活动过程

¤ 创新离不开左右脑的协同合作

¤ 创新与人的潜意识活动密切相关

¤ 创新与观察力密切相关

¤ 创新体现为打破旧模式、形成新模式

¤ 创新能力要从小开始培养

1. 创新能力的重要性

人类在发展，社会在进步，科学技术日新月异，新的事物层出不穷，不论将来从事什么行业，创新能力都是至关重要的。搞科学，没有新的发现谈不上是好的科学家；搞技术，更是需要发明和革新。如果在商界办企业，那更少不了创新。被人们誉为管理学之父的彼得·德鲁克博士就曾这样讲过，一个企业最主要的是做好两件事，一个是营销，另一个就是创新。因为如果没有创新，一个企业也就没有了存在的价值，一个企业能否成功，关键就在于它能不能创新。

比尔·盖茨曾为世界首富，是因为他的大脑产生了一个大胆而天才的想法，并把它付诸实践，即要把计算机放到世界的每张办公桌上，进入每个家庭。托马斯·爱迪生使电力遍布了全世界，他的成功就在于他无穷无尽的发明创造，他一生拥有一千多项发明专利，是人类历史上最伟大的发明家之一。

未来社会的竞争会更加激烈，创新能力自然成为一个人生存的必备能力。人们对现在的教育效果多有意见，其中一个重要原因就是看到了学生的创造力被扼杀，培养出来的学生只会模仿和照搬，知识是学了不少，却没有多少发明创造，缺乏独立分析问题和解决问题的能力。因而，怎样培养学生的创新能力，成为一个非常重要的教育课题，这也正是脑开发要解决的重要问题。

2. 创新是一个什么过程？

对于创新是什么的问题，人们探讨了很久，这是一个多学科的研究领域。现在看来，创新是一种复杂的心理活动，与人的情绪、兴趣、性格和意志等个性品质都有关联。创新活动往往建立在已有知识的基础上，创新者往往具有宽广的知识面，但他们并不受限于旧有知识，创新通常体现为旧有知识的新组合。对创新过程的研究还发现，创新过程与创新者敏锐的观察能力密切相关。创新过程往往是冲破固有思维习惯的产物，创新活动往往表现为一种顿悟过程，一个酝酿许久的过程，或者想法在某一时刻突然得到升华。总而言之，创新是人脑的高级活动。那么，脑的哪些部分、脑的哪一种活动与创新的关系最为密切呢？这也是我们通过开发大脑提高创新能力的重要一环。

3. 左右脑与创新

爱因斯坦是 20 世纪伟大的科学家之一，他打破了传统思维的局限，突破了经典物理学的束缚，发现了相对论。而这样一个伟大的科学家，他的头脑中是不是全部都是数学和物理公式呢？不是的，爱因斯坦演奏小提琴的水平已达到了公认的专业水准，而他在年轻时更是一个爱做白日梦的学生。关于他是怎样发现相对论的，据爱因斯坦自己的描述，相对论来自一个灵感，而这个灵感是相当形象化的。

对大艺术家的作品进行研究发现，艺术创作并不是一种非常随意的行为，这中间不但有右脑的直觉，还有左脑的逻辑。比如，毕加索的创作草稿在构图立意、线条组织、人物和景致造型等方面，都是相当几何化的。达·芬奇的画就更是如此了，创作草图反映出相当程度的数学原理。这说明，大师在创作时，不光用右脑，同时也在用左脑，他们是有计划地创作。艺术并不是和科学对立的，创新正是两者的完美结合。

从小培养创新能力

创新能力要从小培养。人人都具有创新的潜能，创新的萌芽在很小的时候就会有所表现，这是需要特别关注和培养的。然而，我们看到的现象却是孩子的这种能力在后来的成长过程中越来越退化了。应试教育就是一个重要的原因。

（1）葆有童心

葆有童心是保持创新能力的一个诀窍。大画家毕加索在80多岁的高龄仍有儿时的好奇心，正是这种好奇心，使得他成为20世纪最多产、最杰出的大画家。牛顿也曾这样比喻自己的研究，他说自己就像一个在海边玩耍的孩子，不时被沙滩上五颜六色的贝壳吸引。我们人类的童心，不仅对于艺术创造至关重要，对于看起来有些枯燥的物理科学研究也是必不可少的。

（2）培养孩子敏锐的观察力

这是提高创新能力的一个途径。培养观察能力的一个有效途径是让孩子从事一些科学小实验，比如，一些有趣的植物种植实验、电气小实验，观察小灯泡怎样才会亮起来，等等。科学小实验需要大量细致的观察，这种有趣的实验过程不仅会让孩子掌握一些科学知识，更重要的是，可以让孩子学会通过观察来发现问题、寻求解决问题的途径。孩子的观察能力会在这种实践中得到提高。

（3）开发孩子的想象力

这是培育创新能力的重要环节。人的想象力主要是右脑的机能，所以从原则上讲，右脑开发的一些方法对于想象力的促进和培育都有好处，都可以作为想象力训练的内容。

想象力的训练可以结合儿童的多种活动一起进行，比如说可以通过画画来培育想象力。实践表明，通过画画来开发想象力是很有效的，可以让孩子自主画画，随意地画，画出自己想象的内容，再讲出一个故事来；或是让他按照一个主题构思画面，这都是很有效的方法。

游戏也可以开发儿童的想象力，假扮游戏就是一个很实用的方法。让孩子装扮成不同的角色，还可以让他自创故事情节。在这种游戏中，想象活动是主要成分，可以有效激发儿童的想象力并且促进其发展。

（4）扩大孩子的知识面

这是促进创新能力的重要方面。在教育方面，鲁迅先生早就指出，多读些闲书，对扩大知识面很有好处。他之所以能成为伟大的文学家，写出惊世骇俗、经久不衰的深刻作品，与他博览群书、具备广博的知识密不可分。现在人们获取信息的途径很多，扩大知识面并不是难事，关键是培养孩子对知识的兴趣，让他自己能主动地多学习、多了解。

（5）通过拓展性课程培养创新能力

在课堂教学中，改变以老师教授为主的模式，让学生根据自己的兴

趣探讨和研发课程，进行自主性学习，这是国内一些学校开发出来的拓展性课程训练，对于培养学生的创新能力有很好的促进作用。

比如，深圳市育才中学的学生曾连续三年获得了深圳市英文短剧大赛的冠军，这与学校开展的英语拓展性课程训练是分不开的。这所学校在第一届"读书月"英文短剧比赛中取得了好成绩后，立刻在全校开展了英文表演拓展课，让学生自己创作、翻译并演出，老师只做必要的辅导。这样的训练充分激发了学生的兴趣，唤起了学生潜在的能动力，在尊重学生自主性的前提下，发展了学生的创新能力，有效地促进了英语学习，教学获得了前所未有的成效。由于效果明显，除了英文表演课，该校后来又开设了40多门拓展课程，有效地提高了学生在语文、数学和其他方面的学业成绩和创新能力。

第十八章
脑开发与特殊人才

¤ 天才的出现证明了人类大脑的巨大潜能

¤ 天才和早熟不一样

¤ 天才儿童的智商一般比较高，多在140分以上，但是智商高未必一定就是天才

¤ 天才大脑两半球的协同活动更为明显

¤ 天才有各种类型，这正表明人类的智能是多元化的

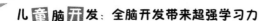

1. 关于天才的脑科学研究

据统计，天才儿童占全部儿童人口的 2%。哪些儿童是天才儿童？比较常用的一个评定指标就是智商，调研发现，天才儿童的智商多在 140 分以上。但是，智商高未必一定就是天才。我国早些年开办的大学少年班中的很多人智商都是很高的，是符合天才智商标准的，但是后来真正成为天才的人并不多。

天才与早熟是不一样的，不要把这两者混同在一起。早熟的儿童有两种可能：一种可能是他们比一般的儿童早熟，某些方面的发育提前了，所以表现出与别的孩子不一样；另一种可能是由于家庭和环境的原因，得到了提前的教育，因而相对其他没有机会受到相同教育的孩子，字认得多，知识也掌握得多。但不论是哪种情况，早熟的儿童随着年龄的增长，与其他儿童在智能上的差别会逐渐消失。而天才儿童不一样，他们可能在儿童早期就表现得与众不同，但是他们的表现和才智特点与早熟儿童有较大差别，这里有一个表格，可以帮助我们区分早熟儿童和天才儿童。

表 18-1　早熟儿童与天才儿童的区别

类型	早熟儿童	天才儿童
表现	说话像大人，用一些成人词汇，行为过于沉稳，与年龄不匹配	好奇心强，兴趣广，玩智力游戏时，往往表现出独创性
变化	儿童期后发展变慢	儿童期后发展加快
原因	家庭环境，内分泌	遗传加后天努力

此外，天才儿童还有可能因为没有合适的环境而在早期没有表现出来。苏联著名科学家罗蒙诺索夫就是这样一个例子。罗蒙诺索夫是个渔民的儿子，家庭条件很差，没有机会接受良好的教育，一直到19岁时才有机会接受正式的学校教育，但是由于他具备了非同一般的素质，所以一有机会便表现得与众不同，他一年连续跳三级，很快就完成了学业，并在科学研究上做出了惊人的成就。他发现了质量守恒定律和运动守恒定律，为科学发展做出了卓越的贡献。罗蒙诺索夫不是一个早熟的儿童，但他是一个天才。

所以，不要因为你的孩子没有在早期表现出与众不同的地方，就认为他肯定不是一个很有才华的人，也许是因为条件不具备，也许是教育没有跟上，也许是让他展现的机会还没有来到。

天才的大脑

关于天才的大脑，人们可能首先想知道的是，一个杰出天才的大脑——比如爱因斯坦的大脑——与普通人有没有什么差别？有幸的是，爱因斯坦在去世时把大脑献给了科学研究，由于各种原因，这方面的研究结果过了很多年才公布出来。公布出来的结果让人们大跌眼镜，爱因斯坦大脑中的神经元并不比正常人的多，多出来的是胶质细胞，就是前面讲脑结构时提到的具有营养和保护神经细胞作用的那类细胞。这个差别是明显的，如何解释却不是一件容易的事。我们只能推测，可能正是这些神经胶质细胞充分的营养和支持，有效协助了具有信息处理功能的神经元，使它们更好地发挥了作用。还有一点也值得一提，爱因斯坦在生活起居上有一个特点，就是爱睡觉，而且睡得比一般人长，这也可能是由于他的大脑高度兴奋，自然更需要劳逸结合，才能更有效地发挥作用吧。

有人对极富数学或语言能力的学生进行了研究，发现这些学生大脑两半球的协同活动比较明显。还有一些研究发现，天才儿童表现出来的高水平的认知能力与特殊的睡眠模式有一定关系，他们的快速眼动（REM）速率高，并且具有与1岁的正常儿童一样的未分化的睡眠模式。研究者认为这个现象可以同他们大脑

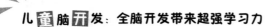

的可塑性，以及接收和处理信息的特点联系起来。

2. 天才不是教育出来的

我们不能教育出天才，但是我们可以为他们提供成长的环境。这方面最有说服力的恐怕要数大发明家爱迪生的例子了。爱迪生是举世公认的大发明家，在发明领域内，到目前为止，恐怕还是很难找出可以和他相提并论的人物。爱迪生的成长经历有很多值得我们深思的地方。他曾被学校认为是一个智力有问题的人，如果在常规的教育环境下，我们真的要怀疑他这样一个"不聪明"的人能否成功。他的成功在相当程度上与他母亲提供的环境有关。正是他的母亲，对他的那些常人不太能理解的、有些"可笑"的念头给予了支持，为爱迪生发明才能的萌发和生长提供了现实的可能。

可能有不少人看过一部很感人的电影——《美丽心灵》，内容与一个科学家的成长过程有关。片中描述了 1994 年获得诺贝尔经济学奖的数学家纳什的一生，他是个患有妄想型精神分裂症的病人，他传奇般的事例揭示了环境对天才成长的重要性。纳什的成功在相当程度上与普林斯顿大学创立的独特环境有关，这所大学对像纳什这样的教授没有规定多少必须要教授的常规课程，也没有规定一定要完成多少教学任务。电影中，纳什是一个孤独的天才，他的思想太超前，别人很难搞懂，如果让他讲授常规的课程内容，他不会有多少兴趣，也可能讲得不好。但是，非正式的茶会和学术研讨会并不少，而且要求教授参加，对于纳什这样的人正是如鱼得水。纳什正是在这样宽松的环境下，施展了他的天才智慧，发现了重要的定理，让我们受益匪浅。正是为了培养天才，普林斯顿大学才有了特殊的办学规则，而这特殊的规则正是天才成长所需的必要环境。

爱迪生和纳什都是国际知名大人物，你可能会说，他们离我们有点儿远了。其实，我们的周围也有一些这样的事例，天才离我们并不远。2001 年 10 月，一个年仅 5 岁的天津小孩刘小源，在中央电视台第一届全国京剧戏迷票友电视大赛中演唱《野猪林》的"大雪飘"选段，一举获得金奖和评委会颁发的特别奖，被誉为"京剧小天才"。了解一下刘小源的成长经历，就可以看到环境有多么重要。刘小源的父亲是这样评价女儿的成长环境的："我和她妈妈都是票友，家庭氛围就是这样的，源源从小就受到我们的影响，对京剧接触得比较多，领先了一步。"不过，刘小源是有些天分，她的母亲说："源源学京剧没有经历太多苦，往往教一下，她就会了。"在这方面，兴趣起了很大的作用。源源的父亲认为，在教育过程中兴趣是关键，他拿自己的例子说："比如说，我爱跑步，早起跑步没有觉得累，反而感到高兴；你不喜欢跑步，被人家从被窝里拽出来去跑，怎么跑也不能成为最好的。"他分析自己的教育方式："教育孩子要根据孩子的特点，我们的教育不是刻意的，是无意中形成的，不是逼出来的。我们不是教孩子教得有多好，但是经常反思、探讨家教中的问题，变换着方式教育孩子。我们也不是幼教专家！"这些实实在在的经验对于我们理解天才的成长是十分重要的。

在为天才提供成长环境这方面，还需要注意这样一个重要事实，那就是由于人脑的差别，由于神经系统在活动类型和方式上的差别，每个人在认知成长和学习上有着不同的偏好。有的人喜欢听觉性的感知和学习，有的人喜欢视觉性的感知和学习，有的人擅长运动性的感知和学习，有的人喜欢互动性的感知和学习。喜欢某种方式自然会在相应方面表现突出，而在其他方面可能表现得一般或较差，所以要想有效地促进儿童的成长，就需要考虑如何按照儿童喜好的方式，或是他们擅长的方式来为其提供成长环境。

 尽早发现有特殊才能孩子的方法

　　人的特殊才能，主要是艺术才能，特别是音乐，在一定程度上受先天素质的制约，环境虽然具有重要作用，但遗传对于一个人成才也是不能忽略的重要因素。其他艺术活动，如舞蹈和绘画，这样的例子也有不少。遗憾的是，现实中确实存在不少有艺术才能的人，由于没有被及时发现，失掉了成才的机会。因为艺术能力，特别是音乐等才能，在相当大程度上依赖于早期开发，如果在早期没有得到及时开发，许多重要机能就不可能发挥到应有的程度。许多杰出的音乐家、舞蹈家、画家，都是在很小的时候就表现出某些才能，特别重要的是，对他们来说也是特别幸运的是，一些"伯乐"及时发现了他们，创造条件培养了他们。对于这些超常儿童的成才，以及他们对人类文化和艺术的贡献，我们应该首先感谢那些能够及时发现他们的"伯乐"。

（1）绘画天赋的评估

　　研究发现，绘画天赋高的孩子未必一定会在智商上表现出来，如果用智商测验的话，他们未必一定会得高分。他们的特点是：

　　◎对物体的形状、质地、空间关系、色彩的认知发展得比较早，能够比较容易地在头脑中形成外界客体的清楚表象；

　　◎喜欢用笔画出自己看到的感兴趣的东西，喜欢用图形或画画来表达自己的感情和思想；

　　◎画出来的物体有立体感，比例关系掌握得好；

◎画的东西并不局限于一两个固定的物体，而且不局限于临摹，更爱根据自己的想象画。

这些行为表现可以帮助我们早些发现有绘画才能的儿童。

除了行为上的观察，还有一些测验可以应用。在这里，给大家提供一个国际上经常使用的绘画能力测验，这个测验可以用作评定孩子是不是具有绘画天赋的一个参考。美国印第安纳大学的克拉克博士，经过多年研究，于1987年发表了一个用来筛选和鉴别具有特殊绘画能力儿童的测验，即克拉克绘画能力测验（Clark's Drawing Abilities Test, DDAT）。这个测验通过让孩子完成四项作业来评估孩子有没有绘画的才能：

第一项作业是画一栋有趣的房子，要求把自己的位置设在马路对面，从马路对面看这栋房子；

第二项作业是画一个正在快速跑步的人；

第三项作业是画一幅自己和小朋友在校园里一起玩的场景；

最后一项作业是根据自己的想象画一幅幻想作品。

这四项作业要求在15分钟内完成，要用铅笔画，并且告诉被测儿童尽力画出他认为最好的画。

这四项绘画作业可以让儿童比较充分地表现他们对视觉艺术的感知和表现能力，可以反映出孩子是否具备绘画才能。

克拉克绘画能力测验的实施虽然比较简单，但是评分标准的掌握有一定难度，它没有设定常模，没有一个可以对照着打分的标准，与普通心理测验不大一样，因而评估过程有些复杂，主观性比较强，对评估的人有一定的要求，需要有一定的绘画艺术基础。另外，在评估时一般还要求有一名心理学家参与，这样才能够比较准确地评定儿童的绘画才能。

克拉克绘画能力测验经过许多人的多次实践后，得到了比较普遍的认可。而且人们还发现，这个测验不仅能够比较有效地测评出儿童的绘画天赋，对于更有普遍意义的视觉艺术才能也可以做出比较有效的评估。

（2）音乐天赋的评估

对于音乐天赋，也有一些测评手段。美国在鉴别具有音乐天赋的儿童时一般同时采用几个量表，包括音乐倾向测验、音乐创造性测验、兴趣量表、自我评估问卷和同伴评估问卷等。

音乐倾向测验：

这类测验通过考查儿童对音高的分辨能力、音调记忆、节律记忆、和弦分析能力，以及音乐敏感性来评定将来在音乐方面能否有大的发展。音乐倾向测验常常可以发现那些表面上看不出来，而实际上对音乐却很有天赋的超常儿童。

音乐创造性测验：

这类测验国外比较常用的是韦伯斯特音乐创造性思维测验、王氏声音和音乐创造性测验。韦伯斯特音乐创造性思维测验适用于6~10岁的儿童，测验时用钢琴发出某种声音，被测的儿童要据此模仿相似的声音。比如，模仿暴风雨将要来临的声音、直升机开过来的声音、卡车发出的声音、动物发出的声音等。通过对不同声音的模仿，来发现儿童对音乐强度、灵活性、独创性等方面的品质，以此来评估儿童是否具有音乐创作方面的天赋。

王氏声音和音乐创造性测验，适用于3~8岁的孩子，测量的方法是让孩子打拍子，模仿测验者描述的 6 个情景或 6 种声音，并在低音木琴上即兴演奏不断重复出现的旋律，模仿 6 段曲子。这个测验主要用来测评儿童在音乐流畅性和想象力方面的能力。

兴趣量表：

这种量表用来评定儿童对音乐是否具有浓厚兴趣，以及对音乐感兴趣的内容。目前有好几个兴趣量表，比较常用的是两个：一个是艾拉姆音乐教师核查表，适用于 6~18 岁的人群；另一个是米克儿童音乐才能特征核查表，适用于 6~12 岁的儿童测评。

自我评估问卷和同伴评估问卷与兴趣量表在测评目的和测评方法上都相似，都是通过问卷的形式，对与音乐有关的心理和行为进行评定，从而提供是否具备音乐潜质的信息。

此外，还有个人发展详情的记录，对于早期儿童音乐才能的发现也很有用。它包括幼儿园老师或家长对儿童的观察，特别是儿童早期有没有音乐方面的兴趣、相关行为以及才能表现。

（3）怎样在早期发现"能工巧匠"？

小孩子像一张白纸，但有质料上的差异，有的适合画写意，有的适合画工笔，根据质料上的特点，你可以在上面绘出各式各样的精彩图案。不必追求一致，也不一定都成为艺术家或科学家，但要符合孩子的特长，用其所长，让他尽力发挥。比如，有的孩子动手能力很强，将来很可能会成为机械制造、工艺研发和技术发明方面的高手。

怎样在孩子早期就发现他具有这方面的潜质呢？请注意观察。

这类孩子喜欢拆玩具，许多家长不喜欢孩子的这种行为，但你可能

不知道这正是孩子学习的方式，也是他们能力的一种表现。如果孩子不仅是拆，拆完了还能自己装上，那可就不一般了。如果注意观察的话，你还会发现这样的孩子还喜欢自己动手制作玩具，也愿意帮助别的孩子修理坏了的玩具。这些孩子对折纸和泥塑等手工活动也表现出特别的兴趣，而且往往能做出很好的作品来。他们对各种机械模型、零件、钟表、手电等都很感兴趣，爱收集和保存这些东西。有时，他们还可能自己搞出一些让家长吃惊的小玩意儿。这样的孩子想象力很丰富，具有较强的创新性。这方面最典型的例子当数发明家爱迪生了，他在很小的时候就充分表现出超凡的动手制作能力和发明天赋。

第十九章

脑开发与学习障碍的矫治

脑科学提要

¤ 学习障碍属于发育性的神经心理障碍

¤ 学习障碍不是智能障碍，患有学习障碍儿童的智商是正常的

¤ 患有学习障碍儿童的比例高达 10%

¤ 学习障碍有多种类型

¤ 对于学习障碍最有效的矫治方法是神经心理训练

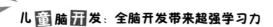
1. 什么是学习障碍？

学习障碍是一种很常见的发生在学习过程中的神经心理障碍。患有学习障碍的人并不少，他们其实就是我们平常说的某个学科中的差生，每个班里都有。这个比例是多少呢？虽然各个国家统计的结果不尽相同，但大致上来说，大约是 10%。

诊断学习障碍一个比较容易操作的原则，是孩子的智能状态是正常的，学习也努力，但是在某一门学科上落后于同龄孩子两年左右。如果测量他们的智商，会发现他们与其他孩子一样，多数都是在 90~110 分，有的还可能更高些。但是他们的学习成绩出现非常明显的偏科，还不是一般的偏科（比如差十几分），而是差别非常突出，比如数学很优秀，可以经常得满分，而语文却不及格，或是正好相反，语文很优秀，数学总是不及格。但这并不是由于孩子学习不努力，或是不喜欢学习，相反，他们对这门功课往往还下了很大的功夫，但就是学不好。这就可以诊断为学习障碍了。

2. 阅读障碍及其矫治

（1）案例

LYB 是一名四年级男生，今年 10 岁。他的父母最头疼的就是他在学习上的偏科状况。他的数学成绩很好，在班里一直稳居中上，考试通常都没有什么问题，平时作业完成得也不错，做题也不慢。但是语文成绩就不行了，平时上课，他最怕老师叫他读课文，因为他总是读不好，读完了还常常说不出读的内容。做语文作业也很慢，语文成绩在班里总是排倒数几名。最近刚考完语文，居然还及格了。但是，老师反映他脑子并不慢，也很机灵，可就是不知道为什么语文成绩总是这么差。

为此，他爸爸带着他到医院的神经科，不光 CT 检测没发现任何问题，到脑电图室做的脑电检测也没有看到有什么不正常的地方。最后，他们找到神经心理科，检查结果是神经系统发育正常，没有任何病理性的发现，智商测定结果是108 分，也在正常范围之内。但是深入的神经心理检测发现了一个有趣的现象：他对形状相仿的汉字难以分辨，对相仿的字母也经常混淆。拼音作业错误很多，总是混淆"b"和"d"、"p"和"q"；对于汉字，则总是混淆偏旁部首。阅读文字时速度极慢，读完后往往说不出具体的内容，或是忘了其中的大部分内容。神经心理医生为此对他又进行了深入细致的测查，发现他本来是强左利，就是干什么事情都是左手更灵活，左手也比右手力气大，而且家族中也有偏用左手的人，比如他的母亲。但是现在，他却改用右手写字，因为一上学，老师就要求他用右手写字，不让他用左手，因为当时学校要求学生必须用右手写字（现在很多学校都不再有这样的要求了）。而在他改手的时候，还出现过短暂的口吃现象（注意，不少被强行改变用手习惯的儿童会出现言语表达障碍，口吃是最常见的一种）。根据这些发现，LYB 最后被诊断为典型的阅读障碍，适合进行认知神经心理矫治。为此，医生给他设计了专门的训练计划，其中包括单侧脑刺激训练方法、结构性机能训练，等等。在家人和神经心理医生的指导下，LYB 坚持进行了几个月的强化训练。现在，他的阅读速度已经可以达到同龄人的正常水平，语文成绩也有了十分明显的提高。

（2）什么是阅读障碍？

阅读障碍在使用拼音文字的国家里十分常见，这已经成为社会关注的问题。不少国家还有专门机构从事有关阅读障碍的咨询和研究工作，并对阅读障碍患者

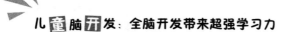

提供相应的服务。

中国人使用的汉字与拼音文字有很大的不同，拼音文字有拼读规则，看到一个字，即使你不认得，也可以读出它的音，而且在大多数情况下，你的发音是正确的。但汉字就完全不同了，当你看到一个不认识的汉字时，在多数情况下，你是不清楚它的正确发音的。汉字没有类似拼音文字的那种拼读规则。这种差异在一定程度上与阅读障碍的发生有所关联。人们发现，阅读障碍在使用汉字的国家或地区的发生率比在使用拼音文字的国家低。日本使用部分汉字，出现阅读障碍的人也少一些。当然我们不能据此认为，阅读障碍是拼音文字特有的一种学习障碍，因为已有不少研究发现，使用汉语的人同样有阅读方面的问题，而且人数也不少，只不过表现形式有所不同而已。汉语阅读障碍患者的一些特殊性，包括汉字偏旁部首的错位以及汉字记忆障碍等，这些问题正有待专家们深入研究。

（3）导致阅读障碍的原因是什么？

相当大一部分患有阅读障碍的儿童有大脑功能方面的问题。研究发现，在有阅读障碍的儿童中，一些人在出生时受过产伤，还有一些患者的短时记忆空间太小。另外，在阅读障碍的人群中，左利者也比较多见，特别是一些患者原本习惯用左手，但后来在社会压力下不得不改成右手，随着换左右利手的这个过程，阅读方面的问题也出现了。

阅读障碍是一种令人头疼的机能障碍，它严重影响学业。如果发现了这种障碍，最好能到专门机构，由专业人员进行有针对性的矫治。

治疗阅读障碍的方法有多种，最有效的是进行神经心理学的训练，具体内容有单侧脑训练、短时记忆扩充等。

3. 数学障碍及其矫治

（1）案例

ZML 是个很文静的女孩，现在 11 岁了。父母都是知识分子，对她的教育比较重视，当她很小的时候，父母就常把她关在屋里，让她看书，不让她同外面的孩子玩。她喜欢娃娃，爱看书，但不爱玩，喜欢静的事物，不喜欢动手的游戏。当别人家的孩子在外面跑来跑去地玩滑梯、捉迷藏时，她却在家里学汉字和看书。刚上学的时候，她已经认识不少汉字了，老师表扬她机灵、脑子好，同学也羡慕她，说她聪明。上一二年级的时候，她的成绩都还不错，但是她不喜欢手工和美术课，可能是因为手工做得不好，画画得也不理想吧。从三年级开始，她的数学成绩开始下滑，不再是班里的前几名。到了四年级，问题更突出了，她的语文成绩远远高于数学成绩。以前数学和语文的成绩虽有差别，但还不是很大，现在她的数学成绩从中间的位置滑到了班里的倒数第二名，但是语文成绩时不时是班里的第一名，形成了极大的反差。为此，家长和老师都很着急，家里还专门给她请了家庭教师，每周补习两次，但是效果不大。最近的一次考试，她的数学成绩又是全班倒数第二名。

为此，家长把她带到北京的一个专门矫治学习障碍的机构"神经心理中心"进行治疗。

大夫先对她进行了韦氏智力测定，发现她的智商不低，IQ（智商）总分是 102，在正常范围之内，大部分学生的 IQ 在 90~110 分之间。不过，什么事情都要看细节，对韦氏智力测定的结果也需要进一步的分析。韦氏智力测定除了总分之外，还有两个分测验的分值：一个反映言语机能，称作言语智商，她的得分比较高；另一个反映非言语方面的认知操作，称作操作智商，她的得分却很低，而且差别十分明显，达到了显著性标准（意思是有了本质差异）。

有了这个发现后，大夫进一步给她做了一系列的神经心理方面的测查，最后

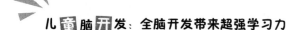

她被确诊为数学障碍。随后，大夫为她制定了训练处方，家长按着处方进行了近一年的训练。结果，奇迹出现了，在后来的数学考试中，她的成绩终于又追了上来，重新回到了原来的优秀行列。现在，她的语文成绩和数学成绩重新达到了相同的水平。

（2）什么是数学障碍？

数学障碍是一种比较常见的学习障碍。但是由于各种原因，人们对它的重视程度不够。与欧美一些国家相比，我国在这方面开展的科学研究和教育实践尚有不小的距离，对国际相关研究的进展，特别是从神经心理学方面开展的探索，介绍得也很不够。在临床和学校教学工作中，患有数学障碍的儿童众多，已经使这方面的问题变得十分突出，相当多的家长和老师都已注意到，许多儿童学习成绩的主要问题是数学困难，比如，算不对数、解不了应用题。但是，不少数学障碍儿童被划归到多动症和注意障碍的范畴，有的被定为感觉统合问题。然而，在经过一定时间的感觉统合训练之后，这些孩子数学方面的障碍仍然没有得到改善。现在的研究揭示，数学障碍是一种专门的学习障碍，与多动症不是一回事，与感觉统合失调也没有什么关联。科学研究还发现，数学障碍不是一种单一机能的障碍，它还有不同的类型。不同类型的数学障碍不仅有不同的表现形式，还有不同的发生机制。

（3）有了数学障碍怎么办？

数学障碍需要专门的矫治，可以去医疗部门或专业机构进行矫治。首先需要确定是哪一种类型的数学障碍。

数学障碍有以下几种类型：

①以空间运作困难为主；

②以解决问题困难为主；

③以数学运作本身问题为主。

然后，依据儿童数学障碍的类型，选择相应的结构性训练、空间操作、记忆扩充等方法进行神经心理矫治，效果会很不错。

4. 注意缺陷及其矫治

儿童多动症是我们经常听到和谈起的一种行为症状。脑科学研究发现，大部分儿童多动症的原因是注意缺陷。进一步的研究还揭示，这种注意缺陷是脑内的时钟系统出了问题。进行一项作业的时候，多动症的孩子保持注意集中的时间远比其他同龄儿童短。他们的内部时钟走得太快，别的孩子可以花上 20 分钟完成一份作业，但是对于多动症孩子的内部时钟来说，20 分钟已经是快 1 小时了。这实在是太长了，他们无法坚持，只能坚持相对其他孩子来说的 10 分钟。这是造成多动症的重要的神经心理机制。

治病要治本，所以要想解决多动症问题，需要在这个内部时钟上做文章。现在有一种有效的矫治方法，就是有意识地用行为矫正调节这些有注意缺陷的孩子的内部时钟，使其行走速度和正常孩子一样。

怎么做呢？如果一个多动症孩子做作业坚持不了 20 分钟，家长就不必坚持要他做 20 分钟，而是依据他的具体情况，把 20 分钟的作业分成两个或三个时段的任务。孩子坚持不了 20 分钟，那就让他先完成 10 分钟的作业，如果 10 分钟还不行，那就再短点儿，七八分钟行不行？如果他完成了，就马上表扬他，让他坚持下去，下一次逐渐延长时间，看看他 9 分钟或 10 分钟可不可以坚持。如果 9 分钟或 10 分钟可以完成，那就再努力，看看能不能坚持 11 分钟或 12 分钟。就这样一步一步地延长他做作业的时间，根据他要完成的作业，随时调整他能够坚持时间的长短，逐渐让他养成在较长时间内完成作业的习惯，与其他同龄同学一样。这样，他的内部时钟就被调节到和其他同学一样的行走速度了。矫治注意缺陷是一个需要相当长时间的系统工程，不是一朝一夕就可以达到理想结果的，这需要家长和老师保持耐心、共同合作才行。

注意缺陷造成的多动症给许多家长和老师带来了烦恼，也严重影响了孩子知识技能的获得和学业的进展，更重要的是，如果不进行干预，势必会影响他们将来的行为发展，造成更严重的后果。对于这种以多动为主要特征的注意障碍，应该早发现，早矫治。研究表明，越早治疗，效果越好。

怎样才能及早发现孩子是不是有这些方面的问题呢？在这里，我们给大家提供一个简便的量表，用来自测孩子是不是有多动行为。

康奈尔教师用儿童行为量表（简化表）

（1）活动过多，一刻不停；   （　　）

（2）兴奋激动，容易冲动；   （　　）

（3）惹恼其他儿童；   （　　）

（4）做事不能有始有终；   （　　）

（5）坐立不安；   （　　）

（6）注意力不易集中，容易分散；   （　　）

（7）必须立即满足要求，容易灰心丧气；   （　　）

（8）经常易哭；   （　　）

（9）情绪变化迅速、剧烈；   （　　）

（10）勃然大怒，或出现意料不到的行为。   （　　）

请根据孩子的实际情况，按照程度，分别填写 0（没有）、1（稍有）、2（很多）。总分超过 10 分的，即可怀疑有多动方面的行为特征，需要尽早到专业机构或医院诊断，及早进行矫治。

除了上文提到的阅读障碍、数学障碍、注意障碍这三种学习障碍之外，发育性运用障碍也并不少见，这是一种主要在儿童中出现的神经心理障碍。关于发育性运用障碍及其矫治，我们在第八章"脑开发与运用机能"的最后一部分已经有所介绍，在这里就不再赘述。

识别孩子是否有学习障碍

学习障碍的本质是一种发育性的神经心理障碍，需要专业的矫治。

建议

家长们每个月检查一次孩子的学习成绩，关注的不是他是否得了满分，而是孩子有没有偏科的情况，语文和数学的成绩差别大不大。如果发现差别很大、偏科明显，就要及时注意了。当发现孩子某门功课成绩明显落后于同龄学生两年以上，那就要考虑他是不是存在这个领域的学习障碍，需要及早进行诊断和矫治。

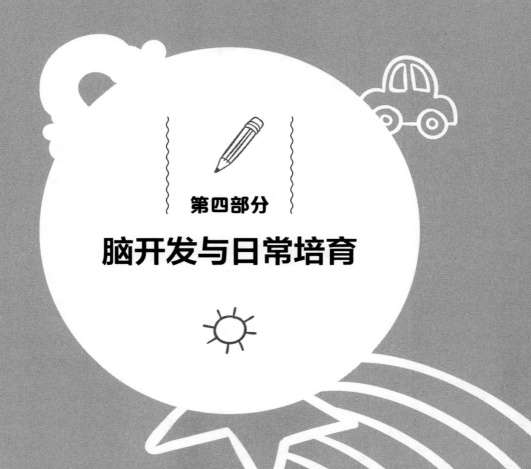

第四部分

脑开发与日常培育

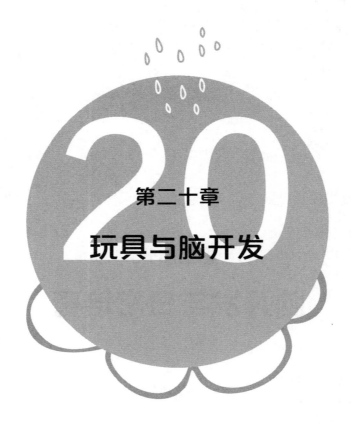

第二十章

玩具与脑开发

脑科学提要

¤ 玩具是幼儿与环境交流的重要手段

¤ 幼儿借助玩具表达情感、拓展想象力

¤ 幼儿借助玩具进行学习和探索

¤ 玩具是通向幼儿世界的重要途径

¤ 玩具是开发儿童大脑功能的最重要手段

¤ 半成品玩具是开发大脑功能的绝好玩具

1. 玩具与儿童的世界

玩具是儿童与外部交往的一个重要媒介。儿童借助玩具不停地学习和探索，同时，儿童通过玩具展现了自己特有的想象的世界，玩具把儿童理解的外部世界和他的内心活动有机地结合起来。所以，通过观察儿童喜爱的玩具，可以了解他们的认知、情感活动、精神世界和行为方式。因此，玩具是一个非常重要的途径，它可以让我们走进儿童的世界，了解儿童，同时，玩具又是我们用以影响儿童、教育儿童的最好的工具。

玩具是人类特有的，正像可以制造工具是人的一个主要特征一样，玩具也代表着人类特有的文化。我们需要充分利用玩具这个绝好的媒介或途径，与儿童进行充分的交流，观察、了解他们的世界，同时还可以有意地给他们机会，让他们有更多的空间描绘这个世界。比如，给儿童准备不同的玩具，他们就会利用这些玩具构造出各种不同的世界来。这在相当程度上非常有利于他们与外部世界的交往和学习。另外，也是最为重要的，我们还需要在儿童创造的世界里，启发他们的思维，开发他们的大脑。

2. 什么样的玩具最能开发儿童的大脑功能？

玩具既然这样重要，给孩子选择玩具时就要多费心思了。那么，什么样的玩具是最能开发儿童大脑的玩具呢？从脑科学的角度来看，半成品才是最好的开发大脑功能的玩具。什么是半成品呢？顾名思义，它不是那些在市面上随便可以买

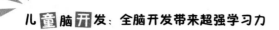

到的制作精良的玩具商品（如娃娃、电动车、各种模型玩具等），而是那种还没有完全做好的玩具，只要孩子用心，孩子自己完全可以把它制作完成的玩具（最重要的一点）。如果可能的话，孩子可以用自己的想象力做出各种不同的玩具来。这就有点儿像拼插玩具，不过它比拼插更有意义，因为它需要孩子充分利用不同的材料，通过自己的思考和创作来完成。这种半成品自己可以做，而且制作起来并不难。其实，在孩子眼里，那些昂贵的商品玩具并不好玩。相反，那些看上去不怎么样的、算不上玩具的材料，比如几个小零件、一堆土、几片叶子，可能更有吸引力，他们可以让想象力飞起来，造出各种你想不到的东西或编出各种故事来。

除了半成品以外，在成品玩具中，符合下述原则的也都是理想的开发大脑功能的玩具。原则就是玩法多、用途广、操作性强。半成品之所以最具开发大脑的价值，主要在于它们需要孩子在提供的材料的基础上进行创造性的脑力活动，这对于孩子大脑的多种功能有激发作用。孩子自己操作的过程，也是想象力、创造力和观察力得到培育的过程。同样，一件玩具如果有多种玩法，适合多种用途，那便是开发大脑的好玩具。变化越多，用途越广，可操作性越强，就越能激发孩子的观察力、想象力和创造力，开发孩子大脑的效力越大。这样的玩具也容易吸引孩子，引起他们玩的欲望，而且孩子玩玩具的兴趣持久。比如积木类玩具，由于积木可以有各种不同的拼法，有多种用途，孩子可以凭想象拼出很多东西来，所以孩子们都喜欢，开发大脑的效果很好。拼插类玩具也符合上述原则，可以有多种变化，如汽车、轮船、床、桌椅、桥、屋子等，只要孩子想得出来，就可以拼插出各种各样的造型，能充分激发孩子的想象力和创造力。这类玩具比起玩法和用途单一的玩具更能开发大脑的功能。

如何为孩子选择玩具

选好一件玩具，等于给孩子找到一个极好的老师。

目前国内外市场上的智力玩具种类繁多，其中比较有效的益智玩具也达几百种。在琳琅满目的玩具世界里，给孩子选择时一定要考虑他们的认知和操作能力的发展程度，玩具要和他们发展出来的能力相配合。另外还要选一两个比他们现有能力稍稍提前一点儿的玩具，这样能对他们的大脑功能有促进作用。

那么怎样根据儿童的不同年龄选择合适的开发大脑功能的玩具呢？这里给家长们提供一个基本的标准。

（1）1岁以前

这一时期主要开发的是儿童的感知觉和基本的运动能力，最好选择颜色鲜艳、质地松软、没有尖角的玩具，最好带声响。另外，这时选择的玩具也要样式多一些，以保持孩子对玩具的兴趣，比如，小皮球、带响笛的娃娃等。

（2）1~3岁

这一阶段是儿童接触玩具最多的时期，也是通过玩具开发儿童大脑最有利的时段。儿童在这一阶段对玩具的要求也比较高，可选择的玩具种类也比较多。这时给儿童选择玩具还要特别注意玩具能不能引起儿童的兴趣，会不会提高儿童的想象力。

　　研究人员已经发现，能够激发孩子兴趣和想象力的玩具，对于幼儿认知机能的发展，在1岁以后比出生几个月内更为重要。孩子在1岁以后能否获得有趣的又能提供很大想象空间的玩具，与孩子以后的智商水平以及上学后语文和数学的能力都有关系。因为这个时期正是幼儿大脑快速发展的时期，孩子这时正是通过不同的可以让他发展认知能力的玩具来认识这个世界，玩具对于他来说是一个重要的大脑发育的催化剂。

　　这时我们可以通过不同种类的玩具开发儿童的多种认知能力：

　　可以给孩子选择形象化的玩具，以增加他对物体的认知，如动物类的小猫、小狗、小熊、小鸭子，交通工具类的汽车、火车、飞机等。

　　结构玩具是非常好的开发儿童大脑的玩具，可以有效促进儿童的视—空间机能的发展，这类玩具有积木、拼图、插件等。特别值得重视的是各种各样的积木类玩具。研究发现，木制的、大小不等的、形状不同的、颜色不同的积木是最有利于幼儿大脑开发的玩具种类。

　　自然玩具，如沙土、树叶、冰雪等，对于儿童来讲，也是非常好的玩具。儿童喜欢的并不一定是那些高档的制作精美的昂贵产品，恰恰相反，我们经常看到孩子们在一起没完没了地玩泥巴、玩沙土。泥巴和沙土是外部世界给他们的极好的玩具。这些自然的东西对于脑功能的开发有着十分重要的意义。

（3）3~6岁

　　这个阶段的幼儿对物体的颜色、形状、质地和空间方位的认知逐渐形成，身体也迅速长高，对社会生活有着极大的乐趣，有强烈的参与愿望。按照皮亚杰的认知发展阶段理论，此时幼儿的思维正处于前运算时期，这个阶段对于形象思维和抽象思维的发展都有十分重要的意义。从鲁利亚的脑皮层发展阶段论来看，这一时期正是人的第二基本功能区的二级和三级皮层迅速发展的阶段。二级区负责人的知觉机能，三级区负责各种感知觉的联合，并在此基础上形成语词和符号的意义，完成多种信息的综合处理。这一时期对信息处理机能的发展非常重要。

儿童在这一时期对玩具也有了新的要求。他们开始对玩具的样式和比例、平衡、重心、厚薄等性质进行"研究"，比如可以看到他们对相似的玩具进行比较和对照。因此，对这个阶段的儿童，可以选择稍微复杂一点儿的拆装类玩具和各种智能玩具。这些玩具可以有效提高儿童的视听知觉、空间机能、数量概念、想象力和初级思维能力。另外，主题玩具以及相应的游戏对这一阶段儿童的脑功能开发也有重要的意义，比如说小医院、幼儿园、小交通岗、娃娃家等。这类玩具和相应的游戏可以有效培养儿童的言语表达机能、社会交往机能，以及想象和创造机能。研究还发现，这类玩具和游戏往往是这一阶段的儿童最乐此不疲的活动。

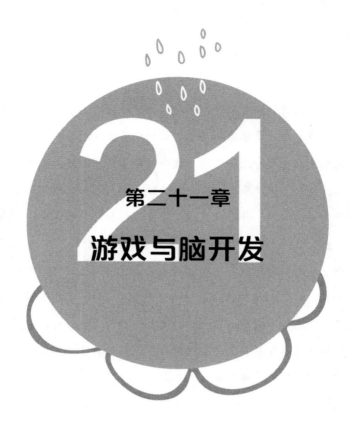

21

第二十一章

游戏与脑开发

脑 科 学 提 要

¤ 游戏的发展既有种系的演化历程，又有个体的发展阶段，分别标示着种系心智能力的演进和个体心智活动的历程

¤ 探索活动与游戏密切相关，当孩子玩游戏的时候，他是在探索，他通过游戏进入了想象的世界

¤ 学前阶段儿童的主要成就是学会使用不同的象征，而象征的一种主要表现形式就是象征性游戏

¤ 儿童的大脑功能在游戏中得到充分的发展

1. 游戏的种系发展

　　游戏并非只有人类才有，在动物界，特别是高级动物，比如一些哺乳动物，也普遍存在着游戏。游戏对于动物的生存有着重要意义。研究发现，动物通过玩耍得到训练，以便获得一些先天并不具备的技能，进而应用到生死攸关的活动中去。通常情况下，哺乳动物的这种玩耍行为总是在幼小动物身上表现出来，这些幼崽通过玩耍来学习生存技能。如果仔细观察的话，有玩耍需求的动物多属于具备某种"动物文化"类的动物。这种"动物文化"对于该物种的生存至关重要，正是这种文化，使它们的后代可以在出生后依据生活环境掌握必要的、具有一定可塑性的技能。比如，幼小的羚羊跳跃、相互追逐，或用还未发育完全的角顶着玩。这种玩耍有两方面的意义：一是训练躲避猎食者；二是训练与同种动物争斗的能力，以确定自己在群体内部的等级。这两种活动对于羚羊的生存都是至关重要的。很明显，危险来临时，只有具备迅速逃脱的本领，羚羊才能幸存下来；而在同一群体中，争斗胜利才能保证它们成功繁殖。我们还可以举猫科动物幼崽的玩耍为例来说明游戏的生存意义。我们都看过小猫在一起厮打，或是追逐眼前任何一个运动着的物体。比如，把一个毛线团扔到小猫眼前，小猫就会把它当成猎物玩耍起来。这种玩耍可以有效地训练小猫最大限度地利用自己的身体，掌握追击和捕获猎物的技巧。再比如猎豹，幼崽的玩耍正是它们猎食行为的一个缩影。幼年猎豹模拟成年猎豹猎食的动作，相互躲避，相互追击，从幼年起，通过玩耍获得的有效利用自己身体的能力，使得猎豹成年后能够追击和捕获羚羊等动物作为食物。

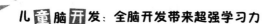

除了陆地哺乳动物，高等的水生哺乳动物还有一些我们平时没有注意到的游戏活动，比如海豚、海豹、水獭等，它们擅长的游戏有潜水和"杂技"，即那些在我们看来相当困难的活动。这些游戏除了能保证它们调节自身的温度以适应环境的需要以外，还能维持它们所在群体的团结，而群居正是它们在生存适应中选择的重要方式。

可以看到，随着动物进化等级的提高，动物游戏的种类在增多，复杂程度也在提升。动物行为学的研究发现，游戏有一个从简单到复杂的种系演化的过程。低等动物主要依靠本能活动来适应外界环境，高等动物则需要根据环境的变化调节自己的活动，学习和掌握必要的技能，这样才能生存下来。对于人类，游戏更成为一种必不可少的活动，人类的幼年时期比其他动物都长，幼儿正是在这个漫长的幼年阶段，通过游戏学习和掌握必要的行为、技能，以适应复杂的自然环境和社会环境。我们在后面将会谈到，人类的游戏有一个突出的特点——社会性，这是由人类社会的复杂性决定的。正是由于人类的生存离不开社会交往，人类更需要在幼年时期就学会和掌握基本的社会活动技能。

2. 游戏的个体演化

皮亚杰经过多年观察发现，儿童的游戏要经历三个发展阶段：

第一个阶段是练习性游戏。这是幼儿最早表现出来的游戏类型，在儿童出生后的头两年出现，这类游戏的主要特点是各种动作重复再现，就像是一种练习。这种练习性游戏的一个内在动力是获得"功能性快感"，其核心仍然是进化上的需要，因为动作练习正是一种适应性的学习行为。练习性游戏的一种高级形式是打闹游戏，这种打闹游戏多在儿童2岁以后出现。有些打闹游戏包含了更高级的成分，即出现了象征性的内容，到这时，便已进入游戏的第二个阶段。

第二个阶段是象征性游戏。科学家通过研究发现，从发展心理学上讲，儿童在幼儿园时期，或者说学前阶段，获得的最主要的认知发展能力就是学会使用不同的象征。这种过程在相当程度上正是通过游戏来完成的，因为象征机能的一种主要表现形式就是象征性游戏。象征性游戏是儿童通过假装、假扮的方式表现他幻想中的世界。早期的假扮游戏往往通过用一个物体代替另一个物体来实现，比如，儿童可能会用手里拿着的一个杯子来代表一顶帽子，或是用一块木头表示一只小猫等。假扮游戏进一步发展，到3岁左右的时候，儿童可以用自己身体的某个部分来代替别的人或是另一个物体。

在儿童的象征性游戏中，语言占有重要地位。一些研究儿童游戏的专家收集了大量的儿童游戏用语，表明在象征性游戏中，某些特定的语言形式获得了独特的发展，比如，将不相称的两个事物故意放到一起，以达到取乐的目的。

象征性游戏的一个高级形式是在后期出现的社会戏剧性游戏。这种社会戏剧性游戏随着儿童年龄的增长而日渐精巧和复杂。它也是人类特有的与人类社会生活形式密切相关的一种游戏。这种游戏可以完全出自想象，与周围的物品或人物无关，而且可以由几个游戏者共同进行。我们可以看到，儿童常常模仿成人的活动，装扮成各种职业的人，如老师、医生、商店销售人员等，进行预编好的游戏活动，就好像在排演戏剧片段一样，比如，医生给病人看病、到商店买物品等。

第三个阶段是规则性游戏。随着象征性游戏中的组织性逐渐提高，象征性游戏的性质也发生了变化，取而代之的是儿童游戏发展的最后一个阶段，即有规则要求的游戏。我们成人玩的游戏基本上都是规则性游戏。规则性游戏在儿童六七岁的时候开始出现，顾名思义，这类游戏的最主要特征是有公认的规则，当然也可以是参与者共同设定的规则。研究发现，儿童在早期阶段还把规则看作由更高的权威决定的，而不是由游戏本身决定的。随着年龄的增长，儿童逐渐意识到规则的意义是一种约定，是为了共同参与者的利益而设定的，因而只要大家意见一致，游戏的规则是可以改变的，所以可以由参与者协商决定，这样便不再局限于一些固有的流行游戏，并在相当程度上扩大了儿童的游戏空间。

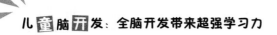

3. 游戏与脑功能的发展

游戏与人类的探索活动：科学家通过实验发现，游戏与人的探索过程密切相关，探索是游戏的前奏。

游戏与想象机能：当孩子与他们探索到的东西玩起来的时候，他们的大脑就开始了另一个升华，即进入了一个想象的世界。前面我们在讲儿童游戏发展阶段时已谈过，象征性游戏是一个重要的发展阶段，而这个象征性阶段正是儿童想象力的发展时期。

游戏与发展幼儿人际关系：游戏是发展幼儿人际关系最有效的途径。人际关系是情商的重要组成部分，而情商的重要性我们现在已经十分清楚了，其培育要从小就进行。因为幼儿时期的经验对于人格的成长是十分关键的。一个人能有效地与其他人交往的机能与他在幼儿时期所处的环境有密切关系。游戏正是这种环境的重要内容。我们成人大概回忆不起多少幼儿时期经历的事情，但是对于那时玩的游戏，我们可能还留有较清楚的印象。

要通过游戏发展幼儿的人际关系，一个最重要的前提就是成人一定要和幼儿一起玩。如果只是给幼儿一个玩具，让他自己玩，是没有意义的。成人可以从幼儿6个月开始有意识地与幼儿做游戏。这时父母可以用各种玩具，只要是孩子喜欢的就可以，逗引他翻身，或者让他抬起或抓弄自己的双脚来玩，进一步地，可以引导他爬行，并逐渐展开更复杂一些的游戏。

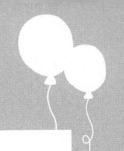

流传至今的几种益智游戏

益智游戏可以有效促进儿童大脑功能的发展。

中国有十分悠久的历史,文化生活很发达,其中有益于智力开发的游戏种类繁多,这些游戏有着上百年甚至是上千年的历史,长期受到人们的喜爱,非常值得我们深入研究。

(1)抓子儿

这个游戏已有几百年的历史,有些地方方言把"抓"读为 chuǎ。崇祯八年(公元 1635 年)的《帝京景物略·春场》中这样记载道:"是月也,女妇闲,手五丸,且掷且拾且承,曰'抓子儿'。丸用象木银砾为之,竞以轻捷。"大意是说,农历正月间妇女们玩耍"抓子儿",游戏用的东西"子儿"是由象牙、木头、银砾制作的,玩法是掷、拾、承,即抛、抓、接的动作。

20 世纪五六十年代,在北京城区这种游戏很流行,到处可见儿童(特别是女孩子们)围在一起,玩这种抓子儿的游戏,那时"子儿"的品种更多,如玻璃球、果核,以及其他可以找到的小东西。

"抓子儿"游戏的玩法:

参加这个游戏的人数没有一定的限制,一般多为两三人。玩的时候,先确定谁先抓。每个人手里或口袋里装着一些"子儿"。然后,一起同声唤着"出,出,一大把,不出一个就出俩"。随后参与者同时从口袋里抽出手来,张开手掌,谁手中的"子儿"多就谁先抓。接着,把

每个人所有的"子儿"归拢到一起，撒在地上，讲好是抓三个还是抓两个，若大家同意抓三个，先抓者就只能抓那些撒开后自然形成的以三个为一组的"三子儿"。

怎么抓呢？游戏者需要一个小布包，当然不一定非要用小布包，别的东西也行。游戏者先将小布包抛向空中，待包未落下时，迅速地将该抓的"子儿"抓到手中，注意只能用一只手来完成这个动作，然后再接住下落的小包。在抓"子儿"的过程中，如果不慎碰到了不该抓的"子儿"，或是没有接住下落的小布包，那就"失败"了，叫"坏子儿"。出现了"坏子儿"，就不能继续抓"子儿"了。这时，就轮到下一位游戏者进行了。如果顺利的话，即游戏者没有出现"坏子儿"，那么抓到的"子儿"就全归这个人，他可以继续抓下去，直到抓完自然形成的三个为一组的"三子儿"为止，余下的"子儿"可以同游戏者下一轮所出的"子儿"一起进入新的游戏。"抓子儿"游戏不止这一种规则，还有其他的游戏形式，不过这是最基本、最常见的玩法。

"抓子儿"游戏对开发大脑功能的益处：

首先，也是最明显的，这种游戏可以有效地提高儿童的手眼配合能力，眼看、手动，手眼要配合，这对于大脑功能正处于成长发育过程中的儿童非常重要。手眼配合不是一个简单过程，这需要大脑皮层上额叶运动区支配手的运动区域与位于枕叶的负责视觉机能的区域密切合作。如果经常玩这个游戏，大脑这两个区域间的突触联结就会越来越密切，网络的复杂程度也在增加，同时，因为不同情况需要不同的处理过程，儿童的判断能力也得到了提高，而且是很具体的有实际生存意义的手眼配合的判断机能。"抓子儿"游戏通过训练手眼配合能力，可以有效促进大脑功能的发展。

其次，这种游戏还可以有效促进儿童的空间操作机能。在玩这种游戏的时候，除了手眼配合以外，对空间物体下落速度的估计，在很短时间内准确抓到应该抓的物体，都需要空间操作机能。空间操作机能是大脑的一个重要基本机能，"抓子儿"可以让儿童在竞技情境下有效提高这种空间操作机能。

（2）抓拐儿

"抓拐儿"和"抓子儿"游戏很接近，不过玩法不一样。"抓拐儿"在 20 世纪四五十年代的北京城区曾经十分盛行，特别是女孩子，很喜欢玩这种游戏。在东北地区，也有不少人玩这种游戏，不过叫法不一样，把它称作"搬轮儿"。这种游戏的用具是羊后腿膝关节处的轮骨，这也就是为什么叫"拐儿"的原因，所以有的人也管它叫"耍骨头"。《帝京景物略·春场》也记载了这种游戏，说明它也有几百年的历史了。

抓拐儿的玩法：

用具是一个小布包，或者是其他可以往上抛的东西，不能太轻，也不宜太重，要大小合适，容易用手接住。另外，要准备拐骨，即"拐儿"若干。玩的人数没有一定的限制，两三个人比较多见。开始前先用手心手背的方法决定抓拐儿的先后顺序，然后第一个抓拐儿的人将 4 个（6 个或 8 个）"拐儿"撒到地上或桌子上（别的地方也可以，只要平的硬质的面就行）。随后，将小布包抛向空中，紧接着迅速用一只手将拐骨依次翻成同一个面（拐骨每一个面的形状是不同的），然后再接住下落的包，接着再把包向上抛起，随即迅速地用一只手将 4 个（6 个

或 8 个）拐儿一起抓在手中，这时再接住下落的包。这是一个快速反应的过程，如果顺利完成了这一系列动作，成功地接住了下落的小包，那这一次就是胜了，可以接着玩下去。如果没有按规定翻好拐骨的面，或者没有接住下落的包，那这一次就是失败了，就轮到其他人玩"抓拐儿"了。

"抓拐儿"游戏对开发大脑功能的益处：

"抓拐儿"和"抓子儿"在开发大脑功能方面的作用基本相同，不过"抓拐儿"的难度更大一些，它要求反应速度很快才行，而且是一个连续的过程，先翻面儿，再抓拐儿，两个动作都要求在短时间内完成。这里面不仅需要手眼配合的机能，还有一个连续操作的判断和执行过程。在这个过程中，可以有效训练空间机能、手眼配合能力以及系列化的动作机能。"抓拐儿"在"抓子儿"的基础上更进了一步，训练的内容更多了。

（3）击壤

击壤这个游戏的历史比前面说的"抓子儿"更久远，已有几千年的历史。据传说，在尧的时期就有人在玩这种游戏了。那时，人们在农田干完活儿以后，就在大道上玩了起来，它深受人们喜爱，所以世代相传，虽几经变化，却一直保留着基本规则。在 20 世纪 90 年代召开的全国少数民族体育运动项目上，有一个"打飞棒"的竞赛内容，那就是从古代演化到现代的击壤游戏。

击壤的玩法：

击壤最初是怎样的玩法，现在还无法考证，但汉魏时期的击壤游戏可以在汉代人应邵所著的《风俗通义》中略见一斑。击壤里的"壤"是一种木制的抛击物，形状像草鞋，一尺多长，三寸宽。玩的时候，先在三四十步外将一只壤斜插在地上，然后把手中所持的壤向地上的壤击去，击中就赢了，击不中就是输了；然后，轮流着做。明清时期的击壤有了一定程度的发展，作为主要用具的壤是两种不同的木棒，一个是长棒，叫击棒；另一个是短棒，叫被击棒。玩的时候先在地上挖一个坑，挖出的土堆在坑边，叫壤。游戏者先将短棒放在壤上，一端悬于坑边，然后用长棒击打短棒的悬空部分，短棒由于受力而腾起，在其腾起未落的时候，再迅速用长棒击短棒，看谁击得远；击得远的就是胜者，击不中短棒或击中而不远者均为输。

从 20 世纪初至 20 世纪五六十年代，北京胡同里时不时地会见到一些孩子玩一种叫作"打嘎儿"的游戏，玩法和明清时的击壤游戏基本一样。仔细观察可以发现，这种游戏其实与现代体育运动项目中的"棒球"有不少相似的地方。

击壤游戏对开发大脑功能的益处：

这个游戏对于人的判断能力要求很高，同时也需要对空间物体有准确定位的能力。人的视觉系统的功能有一个通路，是对空间物体在三维空间定位的处理机制，即"在哪里"的信息处理系统。这个系统在这个游戏中是非常重要的，要想击中"短棒"，没有对短棒的空间位置的准确定位是完不成的。因此，这个游戏对人的视觉机能有明显的训练效能。

（4）踢毽子

踢毽子的起始年代现在还说不清楚，但至少在宋代已经十分流行

了，当时的集市上就有不少专卖毽子的。制毽子的方法很多，但多数是以铜钱为托，鸡毛为羽，把鸡毛绑在钱眼中，就做成了一个毽子。踢毽子流传很广，男女老少都可以玩。20世纪30年代的北京天桥的把式中就有踢毽子这个项目。现在国内有不少人在玩这种游戏，在公园或是广场等有空地的地方，常可以见到男女老少不同年龄的人在比试这种游戏。它是一种不错的群众性的健身运动。

踢毽子的玩法：

玩法很多，一个人、两个人或多个人都行。踢毽子的时候，脚的内外侧、足尖、脚跟都可以踢。踢毽子的技巧也很多，当毽子踢起来下落时，可以让毽子经过踢者的头部、肩部、背部、膝盖等部位后，再踢起来。如果是两个人以上的话，可以采用对踢的方式，一个人传给另一个人，一个接一个地传开去，既优美，又灵活、矫健。

踢毽子游戏对开发大脑功能的益处：

踢毽子的一个主要功效是训练人的运动反应能力，经过训练，人对运动物体的判断能力会提高，"眼—脚距"（类似于"眼—手距"）会明显缩短，运动反应自然会更加灵敏快捷。

另一个重要训练内容是人的视—空间机能，这也是显而易见的。

此外，踢毽子还有一个功能就是训练肢体的平衡和协调能力。在踢毽子的时候，一只脚支撑在地，另一只脚踢毽子，这需要人体的左右平衡、上下肢的配合，以及各部分的共济运动，要完成这些就需要小脑及前庭器官（调节身体的平衡）的参与，还需要锥体外系的其他组成部分的参与。踢毽子是一个复杂的活动，因为需要各部分肢体及肌肉的共济配合，可以训练脑的多个部分、多种功能。

（5）打陀螺

打陀螺这个游戏在古书中记述得很少，一个原因就是这种游戏主要是儿童玩的。《帝京景物略》中有一些粗略的记载。这个游戏最早出现在哪个时期，目前还不太清楚。日本也有这个游戏，根据日本大修馆书店出版的《浮世绘大百科事典》的介绍，这个游戏是从中国经由朝鲜而传入日本的，而且按传入的时期算，可能在北宋前中国就有了打陀螺游戏。打陀螺是一种广为流行的游戏，儿童是主要的玩者。20世纪五六十年代，国内不少地方都可以看到儿童聚在一起玩这个游戏。东北地区的人们更喜欢在冬天玩这种游戏，陀螺在冰面上一经抽打便会旋转不定，灵活而更有趣味。

打陀螺的玩法：

陀螺的制法不复杂，找一块木头，将其削成圆锥体，即一头是平的，另一头是尖的。稍微复杂一些的做法是把圆锥体的里面挖空，外面留下一个长条状的孔，这样，由于内部是一个腔体，陀螺旋转起来的时候会发出声音，这可以增加游戏的趣味。

玩陀螺的时候，先用两只手握住陀螺体，然后用力在地面上转动陀螺，使其高速旋转起来，随之用鞭子抽打陀螺的中间部位，这样就可以使它不停地转动。谁能使陀螺转的时间长，谁就是胜者，还可以在一次足足地用力之后，比试一下谁的陀螺最后才停下来。有一种玩法是比试"对撞"，即玩的人各自将陀螺打得飞快并向对方撞去，看谁把对方的陀螺撞得远，甚至是击倒了对方的陀螺，最后停下来的就是胜者。

打陀螺游戏对开发大脑功能的益处：

打陀螺可以训练眼和手的配合能力，特别是在用力抽打的情况下，这种在准确的前提下对力度的掌握并不是很容易的事情。同时，打陀螺还可以训练人对速度、时间以及空间距离的判断能力。

（6）抖空竹

抖空竹也叫抖空筝，明朝时就已有了这种游戏。传统的空筝有两种主要形式：一种是在地上旋转的，有的地方也管这种空筝叫作"地铃"，因为它不是在空中玩的；另一种是在空中抖动的，可以发出"嗡嗡"的响声，也就是我们现在看到的抖空竹。这种空中抖动的空竹有不同的形状，一种是单筒的，即只有一个空的腔，另一种则有两个空腔，叫双筒空竹。空竹有大有小，一般以多少"响"为差别，一个响就是一个孔。响数从一、六、八、十二到二十四不等，响越多，个头越大，声音也越洪亮。

抖空竹的玩法：

把两根半米左右的小竹竿与一根一米半左右长的线绳拴在一起，把空竹套入线绳中间，两手上下舞动小竹竿，空竹便可以在线绳中间旋转起来。用力越大，旋转得越快，响声也越大。抖空竹的玩法有很多花样，有"双竿轮转""猴爬竿"等，最难的是一种叫"扔高"的花样，抖动的时候要能够把空竹抛向数米高的空中，然后再用线绳准确地接住，没有相当程度的训练，难以完成这样的操作。

抖空竹游戏对开发大脑功能的益处：

抖空竹可以明显地促进大脑两半球的协调机能。要想抖得好，两只手的配合是最重要的环节，而两手的配合正是大脑两半球的协调活动。此外，抖空竹还可以提高"视觉—运动"反应能力，而且这是在对空间物体的运动状态进行操作的情况下，训练眼与手的反应配合，难度比较大，同时也训练了脑的空间机能。

（7）翻绳

"一双小手，一条漂亮的小绳，在灵活的运作中，创造出一个个美丽的世界。"这是人们对翻绳游戏的赞誉。翻绳也是一种传统游戏，20世纪五六十年代，人们常可以看到孩子们一起玩这种游戏，主要在女孩子中比较流行。

翻绳的玩法：

翻绳用的绳子不需要多长，有1~1.5米就足够了，可以根据自己的需要灵活决定。绳子的种类也没有什么特别的要求，只要不太硬，不易弄断就可以，当然是越柔软越好。至于绳子的颜色，要看自己的爱好了。可以根据自己要翻的东西选用不同的颜色，如果要翻一朵花，那就可以选红色和黄色。孩子对颜色是很敏感的，这样可以提高他们翻绳的兴趣。绳子粗一点儿的比较好，因为粗一点儿的好翻，同时看着也清楚。

翻绳就是通过手的各种运作，利用手和绳子间的各种空间关系，把一条小绳子翻转成一个个有趣的图案。越是复杂的图案，翻转的难度也越大，要求的技巧也越高，翻绳子的乐趣也越多。孩子们经常在一起比试，看谁能翻出更多的图案来。

翻绳游戏对开发大脑功能的益处：

首先，它可以训练孩子对空间的感知，如果说得深入一点儿的话，孩子们还会从中体验到拓扑学的奥妙。这些内容对于他们未来掌握高深的数学知识是非常重要的，他们这时的实际感知经验可以为以后的学习打好一个感性的基础。

其次，它可以开发孩子的形象记忆能力。要翻出一个复杂一点儿的图案来，孩子需要记住翻的每一个步骤，以及与每一步骤关联的图案的形状。这可以促进他们的形象记忆机能的发展。

再次，翻绳还可以训练孩子的手眼配合和精细动作。这对于大脑来说也是很重要的。

另外，翻绳还可以训练孩子的连续性操作机能。在翻绳的时候，孩子是一步一步进行的，一个环节接着一个环节，不能乱来，否则是翻不出图案的。连续性操作机能就在这种过程中得到了提高，而连续性操作正是一种我们人类信息处理的基本方式。翻绳训练的连续性操作机能可以产生一定的迁移作用，从而提高孩子在其他认知活动中的品质。

（8）折纸

折纸起源于中国，操作简易，深受民众欢迎，成为一种有趣的娱乐活动。

折纸的玩法：

折纸的基本技法有折、剪、拉、翻和组合。用具很简单，有纸和剪刀就行了。纸最好有不同的颜色，这样可以增加乐趣和作品的美感。折纸的玩法空间很大，可以折出各种各样的东西。可以折出交通工具，比如船、飞机、汽车、火车等；可以折出家庭用品，比如拖鞋、挂钟、手表、衣柜、桌椅；可以折出各类动物，比如猫、狗、狮、虎、羊、马等；还可以折出各种人物形象，比如《水浒传》《三国演义》《西游记》中的人物等；还可以折出很多内容，这里就不一一列举了。

折纸游戏对开发大脑功能的益处：

首先，折纸可以促进儿童对几何形状的认知和把握，折成不同的东西主要就是靠对形状的掌握，靠形状来模拟所要表现的事物。折的时候会经常涉及正方形、三角形、菱形、多边形和圆形，在折纸的过程中，儿童会很自然地认知这些几何图形，并且会逐渐建立几何形状与自然形状之间的联结，这些认知活动对儿童进行数理科学的学习很有好处。

其次，折纸可以促进儿童的观察和想象机能。要完成一项折纸作业，特别是要创作一个作品时，需要对事物进行仔细观察，这不仅要求儿童了解细节，还要掌握部分与整体的关系、各部分之间的联结，以及认识如何形成一个立体结构，然后还要在头脑中建构出一个模拟的表象来，把外界实物用一种概括的方式通过另一种形式呈现出来。这些活动会极大地促进儿童对事物的观察能力和在头脑中借助想象进行操作的机能。

此外，折纸还可以提高儿童的视—空间和手眼配合能力，在折纸过程中，儿童要不断地对纸进行折、拉、翻和组合等空间运作，这些都需要人的视—空间操作机能和手眼的协调配合，折纸的多种变化和组合的变通性更会加强这方面的训练。

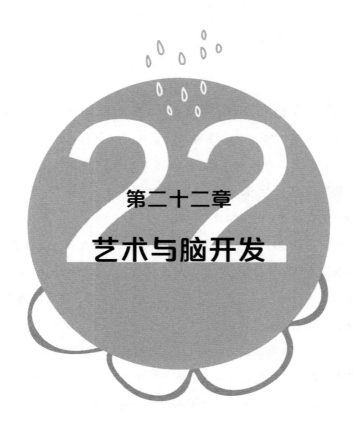

第二十二章

艺术与脑开发

脑科学提要

¤ 艺术对人类的大脑有不可忽视的滋养作用

¤ 艺术可以提升人们的认知机能

¤ 艺术可以促进学业

¤ 艺术还有重要的心理治疗作用

1. 艺术与脑的关系

艺术与脑的关系是一个十分有趣又有点儿神秘的课题，至少到今天，对于人类从什么时候开始艺术创作，又究竟为什么会产生艺术，艺术与人类的潜意识是一种怎样的关系，科学界也没有完全搞清楚。但是，至少可以肯定的是，艺术是人类社会进化的产物，艺术是人类精神生活的表现，人脑正是精神生活的物质载体。对艺术起源的两个主要途径（原始艺术以及婴幼儿艺术行为）进行观测和实验，结果证明人脑的种系演化以及个体的脑发展均与艺术的发生和发展密切相关。

说到艺术和脑的关系，家长和老师可能最关心的是艺术训练对孩子的学业有什么影响。研究发现，艺术训练对于孩子的学业有促进作用。这方面已经有不少研究，特别是音乐方面，比如著名的"莫扎特效应"，我们在后面的章节里还会做更多的介绍。

为什么艺术会对学业产生影响？从脑功能的角度来看，我们也许可以把艺术形态分为两大类，一类是时间艺术，一类是空间艺术，不过这两者并不是完全分开的，只是有所侧重而已。人类大脑的左半球主要处理的是在时间维度上展开的信息，右半球主要处理在空间维度上展开的信息。艺术与脑在信息处理上正好相互对应，艺术训练也就在不同程度上训练了左脑或右脑。当然，左右脑在艺术活动中的作用并非一刀切那么简单，具体的过程还是相当复杂的。比如，临床神经心理学研究发现，对乐谱的认读和理解，左半球参与得多，而对韵律的掌握，又与大脑右半球的活动关系密切。再有，操作性的音乐活动（如弹钢琴、拉小提琴等）和感知性音乐活动（如听交响乐、听流行歌曲等），也与大脑左右半球有不

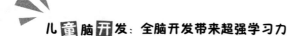

同程度的关联。这些都揭示了大脑左右半球在音乐活动中存在着比较复杂的相互协调配合的运行模式。

艺术活动除了对孩子的学业有促进作用外，还可以对脑本身的发育和脑功能的发展产生滋养作用。这是个非常重要的事实，却往往被家长们忽略了。因为除了学业外，家长和老师在谈到是否让孩子进行艺术培训时，往往会想到一旦学会了某项艺术专长，在某个艺术领域里将会有突出的表现，也许会成为著名的画家，或是优秀的表演艺术家、歌唱家等，总之，还是跟未来的职业和工作紧密相关，却很少有人会想到，艺术的训练会对孩子正在发育的大脑起到什么有益的作用。而这个却是艺术训练更为现实的作用和更为重要的价值。不论是音乐、舞蹈，还是绘画，都会产生有益于脑发育，又有益于脑功能提升和保健的滋养作用。只是通路不一，作用方式不同，涉及的系统也不一样（包括感知系统、注意系统、认知系统、情感系统、思维系统，以及运动系统等）。比如，绘画通过视觉通路促进视知觉的发展和视觉性思维功能的提升，音乐通过听觉通路促进听知觉的发展和听觉性思维功能的提升，而舞蹈则通过体感和肢体运动促进体像及躯体感知能力的发育，特别是运用机能的提升。随着艺术与脑的关系研究的深入，特别是从神经心理的角度进行的探索，这方面的科学成果会越来越多，这个领域会越来越受到人们的重视。

除了滋养作用以外，艺术对人脑的发育还可以产生具有临床意义的治疗效果。比如艺术治疗，不论是音乐、绘画或是舞蹈，本质上是这些艺术活动产生了有益于消除心理症结的效应，从而达到了药物无法达到的神奇效果，比如绘画对于自闭症的治疗效果，音乐可以缓解学生考试的焦虑心态。

最后，还有一个很有趣的现象，就是一谈到艺术，人们总是习惯于考虑它对学业和未来职业的作用，却很少有人反过来想这个事情，即学业对于艺术有什么影响？比如数学对艺术有什么好的作用？物理对艺术又有哪些帮助？也就是说，学习本身对于孩子的艺术功能会不会也有好的促进作用？随着社会的进步，这个问题的重要性可能会越来越明显。其实一个人生活得幸福不幸福，有时与他从事的职业关系并不大，一个人选择的职业未必就是他最想做的，为了生存，人们往往只能从经济上来考虑，而他大部分的幸福感受只好从业余生活和爱好中获取了，其中很重要的内容就是艺术活动。追求幸福是人生的核心内容，家长们都希望自己的孩子将来有幸福的生活，那么艺术自然也是一个重要的方面。

2. 音乐与脑开发

脑科学提要

□ 音乐对脑的作用是多方面的：

促进听觉皮层的发育

有利于两半球的沟通，促进胼胝体的发育

提高人的内部空间感知能力

提高人的数学能力

□ 脑损伤可以造成特殊的"失歌症"，这一事实可以证明，音乐是人类的一种特殊机能，就像语言一样

□ 听音乐和操练乐器是两种不同的音乐活动，需要大脑不同区域的参与

（1）音乐与脑

脑科学的最新研究发现，音乐不仅可以促进大脑听觉皮层的发育，还可以促进脑的其他部位的发育，特别是联结大脑左右半球的胼胝体的发育。听音乐能促进大脑不同部位的交流与沟通，包括左右脑之间的联系，这些活动有利于胼胝体的发展。

明尼苏达大学的克里斯托·潘特夫及其同事对音乐和脑的活动的关系进行了研究，他们给乐师和不懂音乐的人演奏了一段钢琴曲，通过功能性核磁共振技术

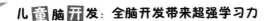
记录他们随音乐而出现的大脑活动。结果发现，乐师与不懂音乐的人在大脑活动方面有明显的差别，前者大脑活动的水平比后者大约高出 25%。更有意思的是，在乐师当中，大脑活动的频率与其开始音乐训练的时间有很高的相关性，音乐训练开始得越早，大脑对音乐的反应活动越强烈。音乐训练使乐师能够更有效地处理音乐信息，以便于演奏。

1982 年，美国出版了一部主要由神经科学家和认知科学家共同撰写的专著《音乐、思维和大脑》。这本书汇集了这一领域的主要研究成果，引起了人们的关注。近些年来，颇具影响力的英国《自然》杂志、美国《科学》杂志，以及一些脑科学研究的专业期刊，如《大脑》《神经心理学》《神经科学通讯》《神经学研究》《认知神经科学》，也刊登了一系列有关音乐和脑的关系的研究。这些表明这方面的研究工作正走向深入。

德国脑科学家相信，人类的大脑有一个增大了的区域，可以用来解释是什么导致了贝多芬和莫扎特具有特殊的音乐才能。他们用正电子发射断层扫描术（PET）测查音乐家和普通人的大脑，发现具有音乐天赋的人，左侧大脑颞叶的颞平面明显大于普通人。这个区域与音乐感知能力有直接的关系。有趣的是，这个区域也负责人类的言语感知能力。这大概可以解释音乐与言语活动的关系。

研究还发现，有音乐天赋的人一般在 7 岁以前就开始了音乐感知能力的训练，大脑相关区域因而得到了开发。如果一个人到了 10 岁还没有接受这方面的训练，他的大脑重建音乐感知模式的可塑性便受到了限制，这个区域的开发也就难了，也就是错过了我们前面提到的关键期。

音乐是一种人类普遍具有的特殊机能，音乐的萌生和发展是人类进化的产物。文化人类学研究的结果表明，在古代社会，音乐明显地起到一种重要的协调和统一的作用，唱歌的功能之一是人类群居时与同伴进行联系的手段，音乐和歌唱的这些作用一直延续到今天。这是从种系演化的角度来看，音乐是人类的一种特殊机能。

从个体演化的角度来看，也是这样。对婴儿的研究发现，婴儿确实有一种与生俱来的评估音高的能力。我们其实可以把音乐和语言进行比较，人类的语言机能是先天具备的，音乐也可能是这样，因为音乐完全是一种特殊形式的、清晰易懂的、类似语言的符号系统。

神经心理学的研究直接显示，音乐和唱歌是人类具备的一种特殊机能，大脑对此有专门的负责区域，当某些特定部位受到损伤以后，会出现"失乐症"或"失歌症"，也就是患者对过去熟悉的歌曲突然感到十分陌生，过去自己唱得不错的歌现在也不会唱了。细分下来，这是两种不同的障碍：一种是对音乐感知上的障碍，即听不懂了；另一种是对音乐和歌曲表达上的障碍，即不会唱了。这同脑损伤导致的"失语症"情况类似：听不懂的，叫感受性失语；说不了的，叫表达性失语。"失乐症"或"失歌症"的存在，证明音乐就像语言一样，也是人类的重要机能，由大脑专门的区域管理这些机能，理解音乐和操作乐器是两个完全不同的过程，分别由大脑的不同部位负责。当人听不懂音乐时，操作乐器可以不受影响，而不能操作乐器时，不见得也听不懂音乐，人脑对于音乐的感知和表达是分开管理的。

（2）音乐与几个主要认知机能的关系

音乐与人脑有着密切关系，因而它对人脑的认知机能会产生影响。目前研究的结果发现，音乐会影响到人的多种认知功能，其中主要的或较明显的有以下几种机能。

音乐与数学机能

数学与音乐，看起来好像是两个不同领域的内容，然而对音乐有深入理解的人都能用直觉感觉到，音乐与数学有相当密切的关系。心理学家的研究表明，音乐与数学之间的联系是因为两者都依赖于人的时空信息处理机能。在弹钢琴的时候，人需要按特定的形式和手指组合来进行复杂的技巧活动，才可以弹奏出美妙

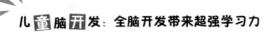

的音乐。从信息处理的角度来看，这就是将时间和空间的关系以一种艺术的方式表现出来。有一项研究报告引起了人们的关注，报告里说每天听莫扎特或其他人的音乐可以提高儿童的智力。虽然这项实验还没有得到人们的重复验证，但另一些研究也发现，音乐训练可以提高儿童的时空推理能力，因而促进了孩子数学机能的发展。

音乐与语言机能

香港中文大学的研究人员对 60 名女学生进行了记忆方面的测试，发现小时候受过音乐训练的人比没有受过训练的人在记忆文字材料方面有明显的统计学上的差别，受过训练的比没有受过训练的可以多记忆 17% 的文字材料。这个实验结果和前面我们了解到的音乐家的左脑，特别是颞平面的面积比普通人的大，是很吻合的。我们在前面提到男女两性认知差异时就提到了颞平面这个区域，它与人的言语机能有密切的关系，女性的这个区域要明显大于男性。现在我们看到的音乐家与普通人在这个区域上的差别也正反映出音乐与言语活动的联系。

音乐可以提高人的语言能力还有一个重要机制，那就是音乐可以通过节奏、重复、停顿等方式促进儿童表达能力的发展。

音乐与空间机能

我们在前面提到，音乐之所以能够提高人的数学能力，原因之一就是它可以促进人的心理活动的内部空间能力的发展。心理活动的内部空间指的是人脑对时空信息进行处理的内部系统，它恰恰是数学机能的一种重要成分。音乐的节奏和旋律都与人的心理过程中的内部空间密切相关。最明显的就是交响乐，对交响乐的感知和理解离不开人对三维空间的把握。组成交响乐曲的各个不同的成分，代表着不同的音乐表象，这些表象以一种知觉性的语言作用于听觉器官，在人的头脑中构成一个立体的音乐形象，在内部空间完成复杂的情感表达。实践证明，音乐训练，特别是交响乐的熏陶和训练，可以促进儿童内部空间表象的形成和操作。

因此可见，早期开发儿童的音乐能力对于提高脑的多项认知机能都有益处。

（3）脑对音乐也有选择

谈音乐与脑的关系，我们还要弄清一个问题：是不是无论什么音乐都会对脑的开发有好处？

答案当然是"不是"。有些音乐非但不会给脑的开发带来好处，还会对儿童的心智发展产生不利的影响。那么，哪些音乐会有这种不利的影响呢？

第一，不和谐的音乐。

不和谐的音乐指的是那些在音量、节奏、旋律等方面起伏变化无规律、反差强烈、变化过大的音乐。人听这种音乐的时候，会感到紧张，生理也会出现明显的变化，呼吸和心跳都会变快，血压也有可能升高。常听这样的音乐将会给儿童的心智发展带来负面的影响。

第二，嘈杂之音。

嘈杂之音指的是那种节奏乱、音调怪、声音杂的音乐。这种音乐与人的生理节律不吻合，听着让人感到不舒服，长时间听这样的音乐会让人有一种受刺激的感觉，影响人的身心发展，还会对人的记忆力和反应能力有不良的作用。对于婴幼儿来说，嘈杂之音更会明显地干扰其心智的正常发展，特别是对注意和认知机能的发展有阻碍作用。有研究发现，长期在嘈杂之音背景下生活的儿童，其智能要比正常儿童低。个别儿童还会出现心理恐慌，严重的还会诱发儿童产生变态心理。我们在生活中会注意到，在摇篮中的婴儿被雷声、爆竹的声响吓得哭起来，嘈杂之音的作用和这种情形差不多，只是程度不同而已。因此，选择给婴儿播放的音乐时，应当特别注意避免那些过响、过乱的音乐。

（4）中国古代音乐与大脑

中医对音乐与人的身心健康之间的关系做过深入的观察和临床研究，我们可

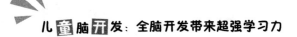
以从中汲取重要的成果应用到脑功能的开发上来。我国古代有五音系，将音乐分为五个不同的调式，即宫、商、角、徵和羽，并有机地将这五种不同的调式与五行（即土、金、木、火和水）相配，进而与五脏（即脾、肺、肝、心和肾）相联系，形成了完整的天地五行协调、天地人合一的理论，为我们用音乐进行治疗和养生保健奠定了基础。

中医认为，宫为长夏音，属土，通于脾，宫音能够促进全身气机的稳定，协调脾胃的升降，有助于人的消化机能；商为秋音，属金，通于肺，商音能够促进全身气机的内收，调节肺气的宣发和肃降；角为春音，属木，通于肝，角音能够促进全身气机的展放，调节肝胆的疏泄；徵为夏音，属火，通于心，徵音能够促进全身气机的提升，益心阳，助心气；羽为冬音，属水，通于肾，羽音能够促进全身气机的下降，有利于肾的藏精功能。这里可以看到，角音和徵音主要具有兴奋作用，因而能够促进儿童大脑的兴奋过程，有助于提高学生的学习效率。宫音、商音和羽音主要具有协调兴奋和抑制两种过程的作用，因而能够促进儿童大脑的抑制活动，有助于消除疲劳，促进放松和入静，能提高儿童抑制能力的发展。

此外，上面的联系还告诉我们五调与四季有着密切关系，因而用音乐开发大脑功能也要考虑季节的因素。也就是说，春季宜多听角音，兼听商、羽、徵调；夏季宜多听徵音，兼听羽、角、宫调，长夏宜多听宫音，兼听角、徵、商调；秋季宜多听商音，兼听徵、宫、羽调；冬季宜多听羽音，兼听宫、商、角调。

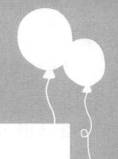

 怎么做？ | **用音乐开发大脑**

音乐可以开发大脑的多项机能，包括数学、言语、记忆等。

音乐感知和音乐操作是两个过程，这是人类大脑的分工。这两个过程都可以开发大脑功能。

（1）"听"和"动"

音乐训练可以分为"听"和"动"两个过程。听的训练就是让孩子感知音乐、认识音乐、理解音乐；动的训练就是让孩子动手操作乐器，通过演奏活动来训练孩子的大脑。听音乐和操作乐器训练的是不同的大脑部位。划分这两个过程可以指导我们的训练思路：当孩子还比较小的时候，音乐训练就已经可以开始了，也就是"听"的训练，不一定要等到孩子的精细动作发育得不错的时候才开始进行，"听"在前，"动"在后。"听"同样也对大脑功能有明显的开发作用。

（2）运动参与

通过听音乐训练提高孩子的智力并不是简单地让他听听音乐就行了。如果你想让孩子从音乐训练中获益，建议让他在听音乐的时候，把肢体运动也加进来，积极地参与，全面发挥音乐的益智功能。比如，让孩子随着音乐踏步和旋转，找出那些他喜欢的音乐，尽情地播放，让他全身心地融入音乐的环境中。

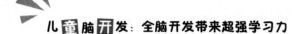
3. 绘画与脑开发

脑科学提要

□ 绘画可以开发人脑的多项认知和操作机能，其中包括：

眼—脑—手的配合

表象机能

视—空间机能

结构性机能

想象力

形象思维能力

创造力

记忆力

注意力

□ 绘画既可以开发右脑，也可以开发左脑

（1）神奇的绘画功能

绘画对人类大脑开发的意义很大。人类学和脑科学的研究表明，绘画能力是人类脑功能发展到相当程度的表现，是伴随着人类的言语和社会活动而发展起来的现代人的标志。人类什么时候开始绘画，现在还没有研究清楚，但至少可以说，在早期人类生活的岩洞里发现的画在洞壁上的各种动物和人物形象，已清楚地显示人类大脑已经有了高度的想象力和思维力。

绘画具有多种功能：绘画不单是一种艺术形式，不光带给人们精神上的感受，还有多项其他效能。绘画在医学上是一种治疗手段，不光在精神科作为一种精神康复的方法，在神经康复科也成为一种脑功能康复的手段。绘画更是一种重要的交流工具，它可以表达语言表达不了的内容。用图形和绘画来表达思想是人类最早发明的、还在继续发展的、具有跨文化功能的交流手段。

（2）儿童绘画机能的发展阶段

儿童发展心理学专家研究儿童的绘画，发现儿童绘画机能的发展有这样几个发展阶段：

第一，涂鸦期。这是孩子绘画能力发展的第一个时期，是孩子刚开始拿起笔来画画时的表现。儿童一般在 3 岁左右就可以画画了。初期的画有一个最主要的特点，就是画的内容没有明确的形状，好像是胡乱画出来的线条，所以叫作"涂鸦期"。儿童这时手眼不协调，动作与符号之间没有一致的对应关系。

第二，基本形状时期。3~4 岁孩子的画进入一个新的时期，这时可以看出一些简单的基本形状了，如方形、圆形、三角形等，表明这一阶段的孩子在动作和符号之间已建立起了一定的联系。

第三，个性体现时期。4 岁以后，孩子的画有了很大的发展，我们可以从他们的画里明确发现他们的个性。这也构成了检测儿童心理活动的一个窗口。有一种测评儿童心理活动的手段，就是分析孩子的画。4 岁以后，孩子会以自我为中心，把他们脑子里想的东西用线条和图形表现出来，因而我们可以发现他们的个性发展情况，他们的家庭情况以及与周围环境的适应情况。

（3）画画可以开发哪些大脑功能？

绘画可以开发大脑的多项认知和操作机能。

首先，也是最明显的，它可以促进人的眼—脑—手之间的协调活动，这是人类生存和劳动的基础，是人类进行各种活动的重要保证。我们可以观察一下，我们每日进行的大量工作是不是都需要这种协调活动。从简单的日常起居，到较复杂的仪器使用、电脑操作，都需要眼、脑和手的有机配合。这种配合和协调对于人类有效进行各种复杂的认知操作的意义十分重大，它也是人类进化的一个趋向。

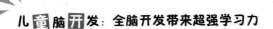

第二，绘画可以促进人的表象能力的发展，提高形成和操作表象的机能。在画画的时候，特别是在构思画面的时候，人需要在大脑里形成各种各样的表象，同时还要有意地主动地使这些表象发生变化，也就是对这些表象进行各种操作。形成表象和对表象进行操作是大脑一项十分重要的机能。这种机能在画画过程中得到了特别的训练。

第三，绘画可以提高人的视—空间机能。绘画的时候，我们在头脑中构建了一个视觉空间，这个空间再现了我们通过视觉观察到的空间以及空间中各种各样的物体。我们前面提到的表象机能主要指视觉表象，视觉表象是与视—空间机能密切联系在一起的大脑功能。视—空间是三维的，我们画画的时候，是在两维平面上进行的，在平面上将三维立体的物体描绘出来，这不光涉及透视技法的学习和掌握，也是一种对视—空间的运用和操作过程。

第四，绘画可以提高人的结构性机能。物体的结构与空间有着不可分割的关系，结构是在空间中展开的，对结构的掌握也是与空间联系在一起进行的。人们在绘画的同时，在训练视—空间机能的同时，也训练了对结构的认知和把握。

第五，绘画可以提高人的想象力。人在根据一个主题创作一幅画，或是没有主题而自己想象着画东西的时候，必须要靠想象机能，没有想象机能是完不成这项活动的。临床神经心理学研究发现，当患者右侧大脑的一些部位受到损伤之后，在测试绘画的时候，患者照着图临摹一幅画还马马虎虎过得去，但是要让他自己画出任何一个东西的时候，却怎么也画不出来。原因就是脑损伤使患者的想象机能受到了破坏，没有了想象的机能，脑子里不能形成一个形象的事物，哪怕是最简单的桌、椅、书、笔一类的东西也是很难画出来的。想象机能在绘画过程中可以得到充分的发掘，绘画是开发想象力的一个绝好的方式。

第六，绘画可以提高人的形象思维能力。人类的表象机能、视—空间机能、结构机能和想象机能是既有差别又密切相关的，在这几项机能的基础上，人类得以发展出更高层级的大脑功能，即形象思维能力。

第七，绘画可以提高人的创造力。创造力与人的形象思维能力密切相关，研究发现，发明创造能力强的人的形象思维能力也很强。绘画活动在提高人的形象思维能力的同时，也培育了人的创造力。

第八，绘画可以提高人的记忆能力。绘画有各种方式，其中一种叫默画，就是把眼前的物体拿开，根据记忆把东西画出来，这是绘画的一个基本功。另外，画画中的速写，是对现实事物进行真实的描绘，其中包括运动着的人或物。要想捕捉住那些现实中发生的真实的动作和形态，画画的人就需要具备迅速记忆的能力，特别在运动速写的时候，这种能力更是十分必要。在完成默画和速写的过程中，人的记忆力会得到很明显的提高，当然这里主要指的是对形象事物的记忆。

第九，绘画可以促进注意能力的发展。我们在临床中曾对因脑部受伤而导致注意缺陷的患者进行过绘画训练，康复效果十分明显。对一种特别的注意障碍——忽视症，效果很理想，这已经成为临床康复治疗的一种常规训练。这种病症是在脑部受到损伤后，主要是右侧大脑的顶叶的损伤，患者会对左侧的人或物丧失注意机能，结果会给生活和工作带来很大的障碍。在医生的指导下，让患者进行临摹和自己想象着画，会在相当程度上帮助患者恢复对忽视部分的注意。这虽然是临床上的案例，但它清楚地说明了绘画对注意机能的促进作用。

对于正常人，注意机能同样可以通过绘画得到提高。不论是临摹，还是默画，都需要对细节以及部分和整体进行观察，如果同时有几个客体，更需要仔细观察。注意品质的几个方面，包括注意广度、注意的稳定性以及注意的选择性都会在这种观察和绘画活动中得到训练和提高。

如何对待孩子的涂鸦

绘画活动需要大脑众多认知和操作机能的参与，实践表明，绘画是一种非常有效的开发大脑多项机能的活动。

（1）随意画最好

画画时不必要求孩子老老实实地坐着，井井有条、按部就班地在规定好的小小范围内画规定的内容。事实上这也是不可能的。孩子在刚开始画的时候，是决不会按你的要求画的。至少从画画能力的进阶发展来看，他还没有发展出这个能力。如果一定要求孩子规规矩矩地画画，那样肯定学不好画，而且更为重要的是，开发大脑的作用也就减小了。

一位很有经验的画家特别强调孩子画画时乱画的重要性，他认为孩子画画是一种创造力的发挥，要求太多，必然会对这种能力起到制约作用。所以，孩子画画时，可以在空间中任意发挥，比如，在黑板上、在桌子上、在过道上，或是在地上胡乱地涂画，切记不要过多地限制，只要不对家具和房屋造成破坏，就不要管太多。让他随心所欲，尽情发挥，这对他的大脑会很有好处的。

（2）反过来画画

通过画画来开发大脑还有一个很有效的方式，那就是反过来画画，或简单称为画反画。

什么是画反画呢？就是给孩子看一个颠倒过来的东西或一幅颠倒

过来的图片，要他照着颠倒的东西或图片，把它正着画出来。比如，把一个书桌的图片颠倒过来呈现给孩子看，让孩子画出这个书桌正常放着的图。

为什么要这样画呢？这是对我们前面提到的大脑两半球功能偏侧化机理的具体应用。根据大脑左右半球分别偏重于分析性的信息处理和综合性的信息处理的差别，这种反常规的画法可以充分调动大脑两半球的功能。正常临摹的时候，即看的是正的图，画出来的也是正图，我们虽然在用右脑进行主要的描绘工作，但由于我们认识看到的样品或图片，对它们应该是什么样子脑子里早就有了模板，这样在画画的时候会很自然地用左脑进行推理，比如该画什么地方了，那个地方应该是什么样的。如果哪个地方有了问题，左脑也会及时告诉我们"这可能不对""不能这样画"。当然，左脑的推断未必与现实观察到的一致，这时就会出现一些理性的错误。

而当画反画的时候，我们观察到的东西在头脑中没有相应的模板，左脑发挥不了作用，很难参与，这时只能充分运用我们右脑的观察和操作机能，右脑的视—空间机能会得到充分展示，综合性和整体性的观测和思维方式也会在这种画反画训练中得到明显的提高。同时，绘画技能本身也会提高不少。

我们在实践中对不少幼儿园和小学的儿童采用了这种画画的训练方式，效果很不错，不仅能较快地提高他们画反画的水平，更为重要的是，能显著提高他们的整体观测能力和视—空间操作机能。建议家长和老师也试一试这种方法。

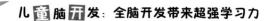
4. 舞蹈与脑开发

脑科学提要

□ 身体运动智能是多元智能的一个组成部分

□ 舞蹈是建立在"脑—身体运动"基础上的复杂过程

□ 躯体伴随着音乐有节律地运动需要脑的多个区域参与活动

□ 舞蹈训练可以有效促进人脑对肢体的运动和控制，有利于锥体系和锥体外系的协调发展，对大脑的开发很有好处

（1）舞蹈与脑

舞蹈是人类的一种天性，出生才几个月的孩子就已经能用"手舞足蹈"来表示自己快乐和满足的情绪了。1岁的孩子可以随着音乐的旋律摆动自己的身体，动手臂、手腕、拍手或点头。当孩子学会走路的时候，他便会不停地运动腿和脚，当他学会两腿交替和双腿并拢跳的时候，你会发现他总是不知疲倦地蹦和跳，特别是当有音乐响起的时候。这些都提示我们：人类具有跳舞的天性。

舞蹈是一种十分复杂的、需要多个感觉运动通道共同参与的艺术活动过程。舞蹈反映出的机能是人类多元智能中的一个成分——躯体—运动智力，这项机能是人对自己躯体活动及技能的掌握和运用能力，舞蹈更是在这个基础上增加了艺术成分。因此，它是在更高的层次上对肢体运动和技能的操作。作为人类智能的一个方面，舞蹈是人类大脑皮层的一种功能活动。

首先，人的躯体运动不是一个简单的过程。人的有目的的动作，特别是有象征性意义的动作，更是一个复杂的过程。象征性动作的出现在进化过程中具有重要的意义。舞蹈由各种表现形式的象征性动作组成，情感通过这些象征性动作表达出来，人的精神活动通过这种形式的语言表现出来。舞蹈的人也在这种艺术形式中让大脑的多个区域和躯体共同参与了身心统一的过程。

同时，在跳舞过程中，躯体伴随着音乐有节律地运动，在相当程度上不仅使大脑皮层的多个区域展开了频繁的合作，也使皮层和皮层下部位建立了协调性关系，特别是支配我们随意运动的锥体系与协助它工作的锥体外系的合作。锥体系和锥体外系是人类运动神经系统的两大部分，一个管理随意运动，一个配合起着协调姿势、控制张力等作用，人类各种复杂活动都是在这两个系统的协同配合下完成的。舞蹈可以有效地促进这一协同过程，因而对大脑的功能是一种很好的训练。

（2）舞蹈与几个主要认知机能的关系

首先，也是最明显的，舞蹈可以促进人的运动机能的发展，特别是运动的协调能力。跳舞的时候，人的躯干和四肢在空中不停地舞动，互相之间需要在节律上达到完美的和谐，这主要靠肌肉运动过程中的相互协调配合。

其次，舞蹈可以促进人对音乐的感知和运用。舞蹈常常伴有音乐，在舞蹈过程中，不仅肢体运动达到了互相配合，人对音乐的感知和领悟、对音乐的运用也得到了培育。

第三，舞蹈还可以开发人的视—空间机能。在舞蹈的时候，人实际上是在与空间交互，通过肢体与空间的各种关系，编织出各种具有表征意义的形象，用一种空间的符号表达人的情感。在这个过程中，人对于空间的把握能力自然会得到很大的提高。

第四，舞蹈还可以促进认识活动与情感活动的交流和统一。在舞蹈的过程中，人是在一种情感的驱动下，用肢体来抒发情感。这个过程会使人的情感活动与肢体运动建立起更为紧密的关系，促进身心的交融。

怎么做？ | **通过跳舞开发大脑**

舞蹈可以开发多项大脑功能。

什么时候可以开始通过舞蹈进行大脑功能的开发？

　　舞蹈是一种特殊的、复杂的躯体活动，需要学习才能掌握，而学习的基础是人类的模仿能力。人类有了基本的模仿能力，就可以开始进行舞蹈训练了。从儿童发展历程上看，2岁以后，孩子的模仿能力便充分表现出来，这时你可以发现他会模仿大人的各种动作，模仿动物的形态，甚至是自然界的变化，比如打雷。模仿动作的大量出现标示着孩子中枢神经系统的发育，以及受其支配的骨骼肌肉系统已经达到了相当高的水平，此时已经有了进行舞蹈训练的基础。

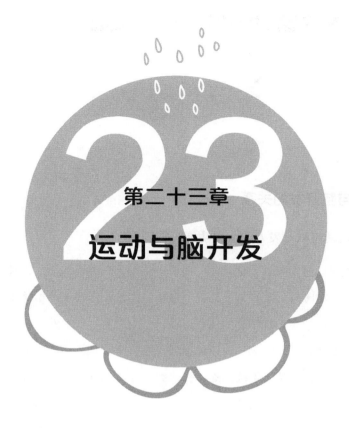

第二十三章

运动与脑开发

脑科学提要

¤ 运动可以改善脑的血液循环
¤ 运动可以促进大脑皮层的发育
¤ 运动可以促进大脑皮层和皮层下结构的联系
¤ 运动可以提高人的视—空间机能
¤ 运动可以提高人的反应能力

1. 运动与脑开发的关系

（1）运动可以开发人的大脑功能吗？

研究人员通过实验有力地证明，体育训练作为一种运动形式，对学习有明显的促进作用。法国科学家进行了这样一项研究，他们选择了两组从 1 年级到 6 年级的学生，一组学生参加额外的体育运动，一组没有参加，然后比较他们的学习成绩。结果发现，尽管参加体育训练组较不参加体育训练组的学生接受法语课的学时缩短了 13%，但从 2 年级到 6 年级，参加体育训练组的学生都比不参加体育训练组的学生在学业上的成绩好。

（2）运动为什么能促进学习呢？

运动可以促进脑力的发展，有以下几方面的原因：

首先，运动改善了脑的血液循环。血液循环的改善可以进一步促进脑的发育和智能的发展。脑对于血液供应是非常敏感的。脑重虽然只占体重的 3%，但其血液消耗量却占到心脏总输出量的 20%，而耗氧量为 25%。脑在工作时所需的血液是肌肉活动时需要的 15~20 倍。这些都需要体育活动来保证。

运动可以有效地开发大脑右半球。速度知觉、距离知觉、深度知觉都是人在运动时必需的几种基本知觉能力，而这几种知觉都与人的大脑右半球密切相关。运动最需要的这些基本素质，正是大脑右半球的开发结果。

运动可以提高人的反应速度和反应强度。运动生理学测量的结果表明，经常运动的人比不经常运动的人的视觉运动反应时间要快得多。视觉运动反应指的是从人接收视觉信号，传送至大脑皮层，经大脑皮层的分析判断，再由运动区发出指令，到肢体运动肌群接到指令并做出相应反应的这段时间的历程。经常运动的人的平均反应时间是 0.12~0.15 秒，而不经常运动的人则需要 0.3~0.5 秒。可见，运动对神经系统有开发作用。

运动可以促进智能发育，可以找到脑的组织结构上的依据。美国的研究人员做过这样一个实验：他们把小白鼠分成两组，分别放到两个完全不同的环境中。一组小白鼠所处的环境有着足够的活动条件和丰富的活动内容，它们可以自由自在地活动；另一组小白鼠所处的环境正好相反，它们被关进了一个黑暗的笼子里，没有什么自由，也没有任何活动，每天除了吃就是睡，睡醒了再吃，非常单调。过了一段时间，研究人员对这两组小白鼠的大脑发育情况进行了检查。结果发现，那组在良好条件并有丰富内容环境中的小白鼠，由于经常活动，大脑明显地比另一组小白鼠发育得好，表现为大脑皮层更厚也更重。

2. 手的运动与脑的发展

关于运动和脑的关系，这里还要特别提到手和脑的联系。因为我们谈的很多种运动都离不开手，特别是一些精细性动作。这也是人类特有的一种机能或运动形式。

（1）手指运动和大脑的发展有什么关系吗？

从人类的演化历程来看，手与脑有着十分密切的联系。人类从动物界走出来，不光演化出一个非常发达的大脑，还演化出一双十分灵活的手。人手不仅在形态和结构上与其他动物有很大的区别，在机能上，在一些特定的运作上，更是其他动物（包括高级灵长类）望尘莫及的。冰冻三尺非一日之寒，人手具有的特殊活动能力，尤其是拇指与其他四指的分化，以及人手具有的对掌动作，即拇指与其他四指的对应动作，都是经过了生物学意义上的漫长岁月才进化完成的。人类大脑的增长、智能的发展，在相当大的程度上是与人手的运用并行的。我国有句俗话，叫"心灵手巧"，这话反过来讲，就是"手巧心灵"，而这正反映了一个十分重要的科学事实——手的运用促进了大脑的发展。

对于手和大脑的关系，以及手的机能的重要性，我们还可以从手指代表区在大脑皮层上的定位图上清楚地看出来。人的躯体的各个部位在大脑皮层上都有所对应（见图23-1），然而这种对应并不按照这些躯体的实际大小而定，而是依据它们在机能上的重要程度或应用程度而定。越重要的部分，功能区也越大，越是与对应机能关系密切的部分，相互间离得也越近。在脑功能分布图上，手指所占的比例相当大，而且与言语机能区（特别是运动性言语区十分接近）。这不仅反映了手指运动的重要性，也提示我们手指运动与其他脑功能的关联。手指的运动可以促进相应的脑区的分化和成熟，从而使相关的大脑功能得到发展。这也就是手指的运动可以明显地促进言语机能发展的一个重要原因。

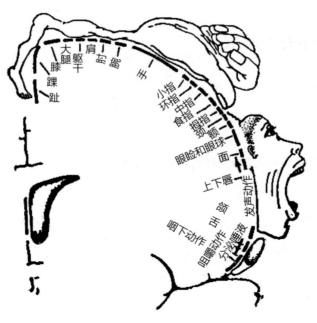

图 23-1　人的躯体各部位在大脑皮层上的定位

根据手与脑的这种密切的生理和进化上的关系，我们可以十分肯定地说，手指运动是一种重要的开发大脑的方式。那么，接下来就是如何通过手指运动来开发大脑了。

（2）通过手指运动开发大脑

通过手指运动来开发大脑的方法有很多种，比如，使筷子、打算盘、弹钢琴，这些都是很不错的方式。小一点儿的孩子可以做穿珠子的游戏。画画也是一种十分有效的训练手指运作的方法，写字也是一样，都是很好的形式。另外还可以玩一些传统的游戏，如翻绳。翻绳不仅可以训练手指，还有其他的健脑功能。我们在前面谈了，它还可以训练人的空间能力、想象能力，以及手眼配合机能。

除去以上这些手指运动，人们还开发出了专门的手指健脑的方法，即手指健脑操，不妨学一学，在家里教孩子练习。

3. 爬行与脑发展的关系

谈完了手与脑的关系以后，还要谈一下爬行与脑的发展。爬行是近年来人们开始注重的一项运动项目，特别是对于一些运动机能不协调的儿童来说，效果比较明显，至于为什么会有这种效果，那就涉及运动与脑发展的关系。

（1）爬行与脑功能相互联系的依据

要讲清这个问题，我们需要先来谈一下人的运动发展顺序。幼儿的运动是按照严格排列的顺序发展的，这个顺序是脑对肢体运动进行控制的发展顺序。这个控制发展的顺序有三个方面：第一个顺序，也是最明显的，是姿势控制（指在空间位置控制身体以达到稳定性和方向性的目的）的顺序，人是先出现被动的姿势控制，然后出现主动的姿势控制，而主动的姿势控制是日后运动发展的先导；第二个顺序指的是运动技能的发展顺序，这个顺序是由肢体的近端发展到肢体的远

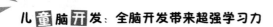

端；第三个顺序指的是运动技能主次发展的顺序，它表现为从对基本机能的控制发展到辅助控制。如果在运动顺序的适当阶段得不到实践某个特殊运动机能的机会，就将严重地影响以后运动机能的发展。

爬行对手脚配合功能的发展非常重要，使头部活动与肢体活动融为一体，这对于促进全身的协调很有好处。

爬行是人运动发展的一个重要阶段，如果发展得不好，就会直接影响到日后其他功能的发展，这就好比是练基本功，如果基本功没能练好，那以后的复杂机能就会出现问题。

（2）爬行对前庭系统发展很重要，对克服多动症有重要作用

爬行是一种水平方向的运动，人的直立行走是一种直立方向的运动，两者各有侧重，应共同发展。水平方向的运动在一些方面是直立方向运动不能比拟的，它对于发展位置觉和前庭系统的各种机能都有很重要的作用。爬行时要求平衡，这对前庭器官是很好的训练。前庭器官的发展对克服多动症有重要作用。

（3）爬行影响左右认知，改善拼写与阅读症状

爬行可促进儿童对肢体左右侧的认知。左右认知与高级认知机能有重要关系。这在阅读障碍儿童对书面语的操作行为中表现得最为明显，这样的儿童在拼写时易出现偏旁部首倒置、写反字、字母混淆，比如，b 和 d 不分，p 和 q 不分；同时在拼读时有明显的困难，阅读有障碍。研究表明，造成这种拼写和阅读困难的一个重要原因就是儿童对自身以及空间方位中的左和右不能很好地认知，特别是对自身的认知，因为它是其他方位认知的基础。实践表明，爬行训练可以改善儿童对自身及左右的认知，进而改善上述症状。

除了能够促进儿童对左右的认知以外，爬行还可以促进对身体其他部位的认知和操作机能。

简单而有效的动作训练

精细运动可以有效提高大脑的机能。

手与脑密切相关，心灵手巧，手巧心灵，相辅相成。

（1）精细动作的训练

最简单也是最有效的一个精细动作训练，就是我们中华民族的一个优良传统——使用筷子。筷子的熟练使用对大脑开发有明显作用。但是观察发现，很多儿童用不好筷子，这种情况会一直延续到成人阶段。从小认认真真地做好筷子的操作训练，不仅有助于形成良好的礼仪，更可以通过这种精细动作的操练促进儿童大脑潜力的开发。在日常生活中，家长也需要注意尽量让孩子多从事一些需要精细动作才能完成的事情，以鼓励的方式耐心地教孩子，比如穿衣服、系纽扣、打绳结、系鞋带、择菜、做面点等。

（2）手指操训练

手指操是通过特意编排的程序训练手指操作的灵活性。这种训练可以促进儿童大脑功能的提高，是通过运动开发大脑很好的手段。建议家长让孩子练一练，会有效果的。当然，如果学校的老师有这方面的训练，那就再好不过了。

（3）手工操作

不要小看手工操作，手工操作对于儿童大脑的开发很有好处，在学校，这方面的活动不是可有可无的，在家里，这方面更需要加强。鼓励孩子多动手，多进行手工操作。比如，以游戏的方式完成穿木珠、夹弹珠、穿线板、握笔画画、捏泥、折纸、剪贴纸等精细的手工活动。

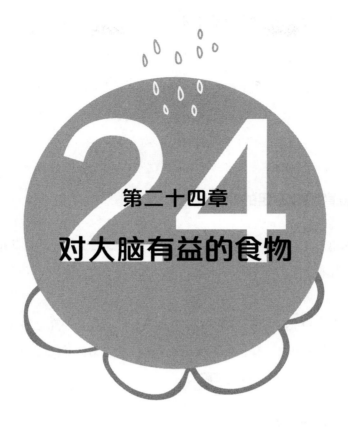

第二十四章
对大脑有益的食物

脑科学提要

¤ 营养缺乏会导致脑的结构和机能出现异常

¤ 早期严重营养不良导致的脑结构和功能上的变化有可能是永久性的

¤ 严重营养不良会导致智能障碍

¤ 母乳最利于婴儿大脑的发育

¤ 科学合理的饮食可以促进大脑功能的发展

1. 脑的发育需要充足的营养

人脑的重量虽然只占全身重量的 3%，但是每日需要的血液量却超过人体血液的 20%。血液是供应氧气和营养物质的载体，对于血液的需求反映了脑对各种营养物质和氧的需求。研究发现，营养与人的智力有密切关系。营养是脑发育的物质源泉。大脑的正常发育、智力的正常发展是建立在全面充足的营养供给的基础上的。特别是婴幼儿，他们的大脑正处于最需要丰富营养的时期，若出现供给不足，将会产生永久性的大脑发育障碍。

（1）动物实验的例证

日本的研究人员给妊娠母鼠喂养缺乏蛋白质的食物，结果发现后代的体重比正常的轻了 23%，脑的神经细胞数少了 20%~30%。美国的研究人员对从出生至 21 天的鼠给予低营养食物，结果发现，这些鼠的体重虽然以后可能会追上正常的鼠，但是脑的组织结构却始终是异常的。这说明，身体营养的缺乏可以通过后来的弥补来调整，但脑的发育异常却很有可能是永久性的。

（2）人类历史的例证

上面提到的只是动物实验的例证，我们还不能把动物实验的结果直接搬到人类身上。但在人类历史中，营养不良导致大脑功能出现障碍的事例也有发生。最明显的就是与人类战争有关的病案。在第二次世界大战期间，众多受到纳粹德国侵略的国家的儿童被关在德国法西斯的集中营里，那里的生活条件极差，营养食品十分匮乏，结果造成了这些儿童出现了严重的记忆障碍、注意障碍、思维迟钝，还有一些出现了精神异常。

前面说的是营养缺乏的后果，那么，注意补充营养后，对智力是不是就有良好的作用了呢？这方面的例子很多，比如，在美国进行的一项调查发现，有一些儿童有特殊才能表现，他们的父母平时就很注意孩子的饮食健康，常给孩子吃一些有助于提高记忆力的卵磷脂类的食物。同时，父母还时常对这些孩子进行营养方面的教育，有的天才儿童4岁就开始到厨房帮忙，5岁就可以自己动手做沙拉和点心，在餐桌上会选择有利于自己身体和大脑发育的食物。

研究发现，孩子的大脑早期成长发育特别快，所以越是在早期，营养越是重要。脑的发育在胎儿时期就要特别重视了，因为人在胚胎期第一个形成的系统就是神经系统，人脑的神经细胞在胎儿时期绝大多数已经基本形成。与身体的其他器官相比，脑的生长发育很快、很早，特别是脑重的迅速增长和神经胶质细胞的大量增殖主要发生在孩子出生后两三年内。另外，虽然说神经纤维的延长、突触数量的增多、髓鞘的形成以及神经网络的组成可以延续较长的时间，但这些在早期也是发展很快的。因此，应该特别注意早期儿童的脑营养，尤其要注意母亲孕期的营养和孩子出生后两三年内的营养。

（3）提倡母乳喂养

有人以为，现代科技制造出来的代乳品会比人乳好，也有人因为各种原因不愿意母乳喂养婴儿，这是错误的。从脑科学的角度来看，母乳是目前发现最好的婴儿食物，母乳中含有大量有利于婴儿大脑发育的营养物质，同时，母乳也最有利于婴儿的消化和吸收，还可以给婴儿带来一些重要的抵抗疾病的抗体。

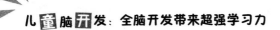

2. 哪些食物最有益于大脑？

在人类所需的六大营养素中，蛋白质、脂肪、微量元素和维生素这几类与脑的发育和智力发展关系最为密切。

（1）维生素

维生素分为脂溶性和水溶性两类。维生素 A、D、E 和 K 是脂溶性的；水溶性维生素包括维生素 B 族（B_1、B_2、B_6、B_{12}）、叶酸、烟酸，以及维生素 C 等。

维生素是人体正常生理代谢过程中不可缺少的有机化合物。人体不能自己合成维生素，需要的维生素主要从食物中获取。一般情况下，人体只需很少量的维生素就可以维持正常的生理过程。维生素过多或过少都会直接影响身体的健康和神经系统的活动，严重者会造成疾病，甚至是死亡。所以，一定不能随意服用维生素，而应有所依据，最好能有医生的指导，不要以为服得越多越好。在儿科临床上，有时可以见到由于服用过量维生素 A 或 D 导致中毒的情况。

各种维生素对脑的发育和脑的机能有不同的作用。

维生素 A

维生素 A 对于维持人的正常视觉机能十分重要，缺乏会导致夜盲症。鱼肝油富含维生素 A。缺乏维生素 A 固然不好，但是太多了也会引起中毒。

维生素 A 急性中毒可导致颅压增高，出现头痛、呕吐、烦躁、嗜睡、前囟隆起、眼球震颤、复视等症状。

维生素 A 慢性中毒时，患儿的主要表现是四肢疼痛、软组织肿胀、皮肤瘙痒、脱屑、毛发干脆、口唇皲裂、食欲减退、体重下降，等等。

维生素 E

维生素 E 是细胞生物膜的重要组成成分之一。缺乏维生素 E 会引起神经细胞膜的变性和坏死，轴突受到损害，从而导致人出现感知觉障碍，思维活动不灵敏。动物肝脏、植物油以及含麦芽的食品（如麦芽糖等）含维生素 E 较多。

维生素 B 族

在各种维生素里，维生素 B 族对神经系统的作用最为明显。

维生素 B_1 是神经系统正常髓鞘化过程的必需物质，缺乏时可造成中枢和周围神经系统的髓鞘发生变性，从而导致一系列神经系统症状。除去外周神经系统的躯体症状以外，在中枢神经系统方面，患者多有注意力不集中、情绪不安、失眠多梦，以及思维活动迟缓等表现。由于维生素 B_1 能抑制胆碱酯酶的活动，减少乙酰胆碱的分解，而乙酰胆碱对于记忆过程十分重要，因此维生素 B_1 可以间接地促进人的记忆机能的发展。糙米和玉米等食物富含 B_1，而精制大米和白面则缺乏 B_1。

维生素 B_2 是某些重要的氧化还原酶的辅基，在氧化磷酸化过程中，起到传递氢原子的作用，同时也参与一些氨基酸和脂肪的氧化过程。缺乏维生素 B_2 可使神经系统机能活动过程出现问题，导致烦躁多疑、情绪异常，以及注意力难以集中等症状。

维生素 B_6 与神经系统关系密切，其磷酸盐是重要的辅酶，参与神经介质的合成和氨基酸的代谢过程。维生素 B_6 具有明显的稳定情绪的作用。维生素 B_6 缺乏会导致神经系统机能紊乱，出现失眠、烦躁、厌食以及注意力不集中等症状，严重时还可出现惊厥。

维生素 B_{12} 参与 DNA 的合成，对于保持长时记忆有重要作用，是促进大脑发育的重要物质；主要存在于肉类和鱼类食物中，特别是在肝脏中含量丰富，而在植物中含量很少。

叶酸

叶酸参与氨基酸和核酸的代谢过程，提供大量的游离碳分子，是合成神经鞘和神经介质的重要原料。缺乏叶酸可使人头痛、头昏，反应迟钝，影响人的智能活动。

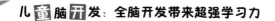
烟酸

烟酸参与体内糖、脂肪、蛋白质三大代谢以及核酸的中间代谢的生化反应过程，对于脑的新陈代谢具有重要意义。烟酸可以促进大脑的发育和成熟。缺乏烟酸，可造成注意力不集中、言语问题和精神障碍。若长期缺乏，还有可能导致进行性痴呆（由病程缓慢的进行性大脑疾病所致的综合征）。

维生素 C

维生素 C 参与神经介质的构成，可以促进铁的吸收，使血液中的红细胞数量增多，增强血液携氧能力。同时，维生素 C 还能增强血管壁的弹性，促进血液循环。这些对于保证大脑血糖和氧的供应具有十分重要的意义。

维生素 D

维生素 D 可以增强人的神经细胞的反应能力，对提高人的反应速度有一定作用。鱼肝油含维生素 D 比较多。

值得一提的是，缺乏维生素 D 不利于脑的发展和身体健康，但维生素 D 过多也会造成不良后果。有些家长过于担心孩子缺乏维生素 D，既打针，又服药，结果引发维生素 D 中毒，患儿出现头痛、厌食、恶心、呕吐、口渴、嗜睡、多尿、发热等症状。如果怀疑孩子发生维生素中毒，应及时抽血，测定血钙，若血钙增高，则一般可以确定维生素中毒。也可以拍骨骼片，因为维生素 D 中毒也会在骨骼上有所表现。如果仅有轻度血钙增高，可停用维生素 D、鱼肝油和钙片，并限制饮食中钙盐的摄入，以此达到治疗的目的，而且一般恢复较快。若血钙明显增高，则应住院，采用激素治疗，经两三周可恢复。

（2）蛋白质和氨基酸

蛋白质是由氨基酸组成的复杂的高分子化合物，是生物有机体的基本组成单位。人体需要的氨基酸有二十多种。人体可以从其他氮源合成其中大部分的氨基酸，这部分被称为非必需氨基酸。其余的八种氨基酸，人体不能在体内合成，必须由食物供给，故被称作必需氨基酸。这些必需氨基酸有：色氨酸、赖氨酸、苏氨酸、蛋氨酸、亮氨酸、异亮氨酸、缬氨酸和苯丙氨酸。另外，还有两个氨基酸，即精氨酸和组氨酸，人体的合成能力较低，在生长发育时需要从食物中补充，故称为半必需氨基酸。组成人体的各种各样的蛋白质就是由这三大类氨基酸构成。其中，含有全部必需氨基酸的蛋白质，被称作完全蛋白质，比如酪蛋白、卵白蛋白、大豆蛋白等。组成中缺少一种或几种必需氨基酸的被称作不完全蛋白质，植物所含的蛋白质大部分属于这种类型。

蛋白质和氨基酸是构成大脑的基本物质之一，在大脑的所有组成成分中，它们占了 35% 左右，是大脑发育、生长和进行各种生理活动需要的基本物质。

大脑在进行各种机能活动时需要多种神经介质的参与，主要包括多巴胺、5-羟色胺、乙酰胆碱、去甲肾上腺素等。这些神经介质不仅参与各种感知觉过程，而且在注意、记忆、情绪活动中都有非常重要的作用。构成这些介质的成分，除乙酰胆碱有一半来自卵磷脂外，其他均来自食物中的蛋白质和氨基酸。

（3）脂肪

亚油酸是构造神经细胞膜必需的脂肪酸，但是人体不能自行合成，只能从食物中摄取。若缺乏这种必需的脂肪酸，人的大脑功能会发生紊乱。

DHA 又称为二十二碳六烯酸，是一种不饱和脂肪酸。DHA 大量存在于视网膜和大脑皮层，是一种对大脑发育十分有益的脂肪。

卵磷脂参与中枢神经系统的传导机能，可以促进大脑兴奋和抑制过程的发展与成熟。由于这种物质参与记忆的重要化学递质——乙酰胆碱的合成过程，因而和记忆过程的发展有着密切关系。

严重缺乏卵磷脂会导致脑功能障碍，不仅会影响中枢神经系统对躯体机能的调节，还会对高级认知机能造成影响，比如影响记忆和思维活动过程。

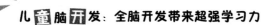

为什么需要食用卵磷脂呢？这是因为人的肝脏只能合成少量的卵磷脂，我们每天所需的大部分还得从食物中摄取。过去，我国人民多以粗食为主，肉食比较少，由于没有经过现代食品加工过程的多次处理，粗食保留了丰富的卵磷脂，所以人们缺乏卵磷脂的现象并不明显。随着工业化的发展，精制食品正逐渐取代粗制食品，而精制食品所需的化学处理、杀菌、加热和精制过程却在很大程度上破坏了食物中大量的卵磷脂，从而使以精食为主的现代人出现了卵磷脂的缺乏。比如，一般粗制植物油中含有 0.5%~1.5% 的卵磷脂，但是精炼植物油的加工过程却把卵磷脂全部除掉了。又比如，精制面粉加工过程将含有卵磷脂的大部分麸皮和胚芽都去掉了。

（4）糖类

大脑有个特点，就是它不能自己储存糖原，只能依靠血液里糖的供应。所以人体一旦缺糖，首先最受影响的就是大脑，表现出来的就是头昏、注意力不集中、学不进去等问题。

要想让大脑正常运转，就要不断地给它供应能量——糖。大脑是一个重要的耗糖器官。据测定，大脑每小时要消耗掉 4~5 克糖，每天的耗糖量为 100~120 克，占据了全身耗糖量的很大比例。

大脑需要糖，但切不可盲目地让孩子多吃糖，那样将会弊大于利。首先我们应了解孩子是否缺糖，然后弄清楚怎样去补，即补的是哪种糖。糖的范围很广，并不只限于我们平常吃的糖。大脑需要的主要是葡萄糖。最适合和最方便摄入的是从米饭、馒头、玉米、土豆中获得的糖，包括葡萄糖、果糖、麦芽糖、甘露糖等。这种摄入方式的特点是可以在消化过程中一点一点缓慢地释放出来，而不是一下子全释放出来，这样可以保证大脑源源不断地得到糖的供应。

（5）微量元素

锌

锌是人体必需的一种微量元素，是人体内 100 多种酶的组成成分，参与多种生理过程。人体缺锌会出现生化代谢方面的异常，进而导致各种生理功能（包括神经系统机能）的紊乱。

对于婴幼儿来说，锌尤为重要。锌可加速生长发育，缺锌会导致婴幼儿生长发育停滞，甚至出现伊朗乡村病——一种因严重缺锌引起的疾病，患病的婴幼儿生长发育停滞，骨骼发育障碍，第二性征发育不全，皮肤粗糙并有色素沉着，最后可发展成侏儒状态。

缺锌还会造成智力方面的障碍。因为锌是大脑蛋白质和核酸合成必需的物质，也是神经系统生理活动不可缺少的微量元素。动物实验表明，先天缺锌可导致大鼠神经系统发育畸形。在动物身上做的一些心理实验还表明，缺锌可以使动物的模仿能力大大降低。对于人类，缺锌可以导致儿童的反应能力降低、烦躁不安，或是精神萎靡、思维活动下降，甚至是智力低下。研究人员曾对多动症儿童头发中的锌含量做过研究，发现有一大部分患儿头发中的锌含量比正常儿童低。英国学者的研究发现，一些患有阅读障碍的儿童明显缺锌。美国的研究者发现，学习优良的儿童，毛发中的锌含量比较高。

儿童是否缺锌可以通过微量元素的测定来诊断。检查过程并不复杂，剪一缕头发，通过专门的仪器就可以准确地测定出来。

哪些食物含锌丰富呢？玉米、核桃、榛子、花生米、芝麻等带壳的果品，蛋类，鱼类，牡蛎等贝类，龟和鳖等甲壳类动物含锌较多。儿童若缺锌的话，可以通过食用这些食物来补锌。

碘

碘是构成甲状腺素的重要成分。甲状腺素是由甲状腺分泌的一种激素，对儿

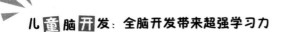

童的生长发育，特别是智能的发育有着十分重要的意义。缺碘对于我国儿童智能的影响已受到政府和各级医疗机构、教育部门的重视。

（6）关于吃强化食物的问题

什么是强化食物？强化食物是增加了人工营养成分的食品，是为了弥补天然食品中某些营养成分的不足而制作的食品。在食品店中见到的含钙饼干、含铁糖果、含维生素 A 及维生素 D 的奶制品、赖氨酸挂面、赖氨酸面包等，都是强化食品。

怎样对待这些强化食品呢？首先，我们提倡尽量让孩子吃天然食品，即自然界给人类提供的各种食物，比如五谷杂粮、肉、鱼、蛋、蔬菜、瓜果等。这些食物的营养成分是十分丰富的。只要注意不偏食，不挑食，按照食物的品种和数量合理搭配，一般情况下是不会出现营养不良，或是缺乏某种成分的。对于一般食物中比较缺乏的维生素 A 和维生素 D，通过强化食品进行一定程度上的补偿是可以的，只是不要盲目地过度地依靠强化食品。

强化食品中强化的是哪些成分，孩子到底是不是真的缺乏这些成分，以及强化食品中营养素的含量和每日的用量，家长心里应该有数，或是至少有个大致的了解，切不可盲目地一味地补，造成营养素间比例失调，反而影响到机体对有用成分的吸收和利用，严重者还有可能因进食营养素过多而出现中毒症状。必要的时候应该请医生和营养专家做营养咨询和健康检查，在专家的指导下做合理的营养膳食。

（7）几种主要的健脑食物

核桃仁

核桃仁中含有大量对大脑发育十分有益的成分，如蛋白质、脂肪、糖类、钙、磷、铁、磷脂、锌、镁，以及维生素 A、维生素 B1、维生素 B2、维生素 C、维生素 E 等。核桃仁能够提高血清白蛋白，增加大脑的营养供应，促进神经细胞的生长，减少大脑耗氧量。另外，铁、镁、锌能增强记忆力。

枣

枣味甘性平，有补益脾胃、养血安神、健脑益智等功效。枣含有蛋白质、脂肪、糖类、有机酸、磷、钙、铁、胡萝卜素、维生素 B 族、维生素 C 和维生素 P 等物质。

苹果

苹果味甘酸性凉，有养血补脑、安醒神志、生津止渴等功效。苹果是世界四大名果之一，营养成分丰富，含有糖、蛋白质、脂肪、果胶、胡萝卜素、维生素 B1、维生素 C、酒石酸、苹果酸、柠檬酸、醇类，还有钾、钠、锌等微量元素。研究表明，苹果是一种比较理想的益智水果。儿童多食苹果对智力开发，特别是记忆力的提高很有好处。这是因为苹果不仅含有糖、脂肪、蛋白质、维生素 C 等大脑必需的营养成分，还含有丰富的可以增强记忆力的微量元素锌。

3. 需要注意的几个问题

（1）偏食问题

要保证大脑的合理营养，偏食是首先要克服的不良饮食习惯。

不要偏食的道理很容易理解，因为没有任何一种食物可以包含大脑需要的各种营养物质，只挑选少数几种爱吃的食物，结果就会使大脑缺乏那些不食用的食物中的营养成分，最后造成人为的大脑营养不良。

怎样改变孩子的偏食习惯呢？首先，要找找是什么原因造成孩子不喜欢吃某些食物。有的孩子是因为长期食用同一种食物而对该食物产生了厌烦，简单说就是吃腻了。这时家长可以改变一下烹调方式，或是换个花样，让孩子感到不一样了，就可能会喜欢吃了。有的孩子是因为受环境的影响，看到别人总不吃某种食

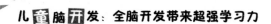
物，就学会了，要知道，孩子的模仿能力是十分强的，他们的许多行为都是通过模仿习得的。而孩子最容易模仿的对象就是家长，所以发生这种情况的时候，家长就要检讨一下，不要让自己的某些习惯影响了孩子。

孩子在出生时对食物并没有什么特别的偏好，对某种食物的喜好或厌恶主要是后天形成的。周围的饮食环境和暗示都会对孩子的饮食习惯产生很大的影响。多数情况下，许多孩子的偏食并不是因为有什么生理原因或是什么疾病，而是他们养成了不良的习惯。这种不良习惯的养成往往和家长的溺爱有关，当孩子表现出想吃某种食物的时候，家长马上就给什么，当他们表现出不喜欢某些食物的时候，家长也不去劝说，而是一味地迁就，这样做的结果实际上是强化了孩子的不良饮食习惯，时间长了，就不好改了。这也就是有些家长觉得改变孩子的偏食习惯相当困难的原因。

这里给大家介绍几种心理学上的方法，供家长们参考。

一种方法是参与法。当孩子对某样食物有了偏见，不想吃，而你的劝说又不管用的时候，你可以试试这种方法。这时候，你不必再和他多说了，把他该吃的东西改变一下，或和其他食物混在一起，让他吃；等他吃过后，问他感觉如何，这时他很可能会说感觉不错，多进行几次，让他巩固一下感受，最后再把实情告诉他。这样，由于他的实际参与和体验，会改变对该样食物的看法，也许就会喜欢吃了。

另一种方法是行为矫正。在心理治疗中，常常用这种方法来改变人的不良习惯，我们也可以用这种方法改变孩子的饮食习惯。行为矫正的方法并不复杂，就是用奖励的手段鼓励他尝试不喜欢而对他很有好处的食物，而用惩罚的手段来限制他对偏爱食物的摄取。用这种方法有一个原则，就是多用奖励、少用惩罚，鼓励比惩罚更容易对行为进行纠正。

再有一种方法是认知领悟法，这也是心理学上一种常用的方法，我们也不妨试一试。改变孩子饮食习惯的关键就是转变他对某样食物的态度，进而改变他的饮食习惯。认知领悟法的核心是采用孩子可以认同的各种方式说服他，通过讲故事、事例或道理来改变他对某种食物的评定标准；当他认识到某种食物对他真的很有好处时，他也可能就吃了。

最后还有一种比较难的方法，那就是深入分析孩子的内心世界，从精神动力的角度纠正孩子的偏食。当你采用各种方法都不见效时，那就有可能是孩子存在某些心理障碍了，偏食只是其外在的表现，这时候就需要为孩子做心理分析，找出偏食现象背后究竟有什么问题，从内心深处来解决问题。需要这样做的时候，建议家长去寻求心理专家的指导，因为儿童的心理是很复杂的，对儿童进行心理矫治可以从心理专家那里得到很好的建议。

（2）贪食问题

与偏食相对的是贪食。贪食与偏食一样，也是不利于大脑发育的，是会伤害大脑的。为什么呢？有两方面的原因。

其一，从生理功能上看，贪食会导致脑缺血。人在大量吃食物以及不停地进食的时候，胃肠道需要分泌大量的胃液来帮助吸收，消化道的血管就会长时间地处于紧张状态，对血液的需求量会大大增加，人体的自我调节机制就会重新将血液进行调配，被重新调配的当然少不了原本应该供应脑的血量了。如果经常这样，脑自然经常处于缺血状态，这对于正处于生长发育过程中的儿童的脑当然会造成不良影响。

另外，贪食还会导致大脑兴奋和抑制的失调。不停地进食，大脑的相应部位就会长时间地处于兴奋状态。兴奋和抑制是神经活动的两个基本过程，这两个过程应经常处在一种动态平衡的状态，既不能老是兴奋，也不能总是抑制。特别对正处于生长发育过程的儿童来说，这种平衡就更为重要。贪食破坏了兴奋和抑制的这种平衡，自然会影响到大脑的发展和智能的提升。

其二，从生化代谢的角度看，贪食容易引起"脑肥胖"。吃得过多、过饱，

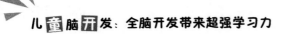

特别是进食大量的高营养品后，会造成严重的供大于求，过多的食物会通过生化过程转变为脂肪，并在体内蓄积起来；如果这些脂肪在脑组织中蓄积起来，就会造成"脑肥胖"。研究发现，"脑肥胖"儿童的神经网络的发育不如正常儿童，智能也会受到影响。

现在的家长对孩子的身体发育十分关心，生怕他们缺点儿什么，对孩子的需求大多是有求必应，这是导致一些孩子贪食的一个重要原因。了解了我们这里讲的道理后，希望家长们能够从大脑科学的角度，合理限制一下孩子的贪食行为。

第五部分

专业测评
与系统脑开发训练

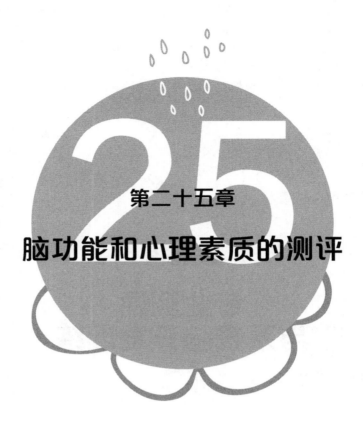

第二十五章

脑功能和心理素质的测评

脑 科 学 提 要

¤ 脑科学和心理学的发展给我们提供了许多测定大脑功能的手段

¤ 人的性格类型可以通过心理量表测定出来

¤ 智商是心理测量的一部分，它是对人的智力进行评定的一种量化指标

¤ 神经心理测评是以脑与心理的关系为核心对人的认知机能进行的测定，其中的 H-R
  量表和 PASS 量表是目前国际上较为流行的行之有效的大脑功能评定手段

¤ EEG 和 ERP 是通过脑电的活动来探测大脑功能的手段

¤ CT 和 MRI 可以检测脑的结构

¤ fMRI 可以检测脑的机能状态

1. 孩子性格的测评

观察一下周围，你会发现，人有千差万别。有的人外向，有的人内向，有的人喜欢热闹，有的人喜欢安静，有的人办事总是急躁的，有的人干什么都慢慢腾腾。孩子也是一样，年龄不大的时候就表现出各不相同的行为特点了。这就是人的性格差异。现代科学研究的结果表明，人的性格是有遗传基础的。

孩子的性格可以通过科学的方法进行测定。测定的主要方法就是心理测验。哪些心理测验可以测定人的性格呢？在这里，给大家介绍几种常用的方法。

（1）儿童人格问卷（Personality Inventory for Children, PIC）

儿童人格问卷可以用来评定 3~16 岁儿童的人格特征。这个量表由美国明尼苏达大学研究编制。量表由 16 个分量表组成，其中包括 12 个临床量表、3 个效度量表和 1 个校正量表。临床量表由抑郁、焦虑、多动等分量表组成，效度量表包括掩饰（L）、效度（F）和防御（D）三项内容。

此量表的评定对象虽然是儿童，但具体回答问题的却是儿童的家长，所以它是一种"他评"量表。问卷式量表有两种模式：一种是自评量表，即评定的对象和具体回答问题的是同一个人，也就是自己回答有关自己的问题；另一种是他评量表，即由了解被评定对象的人来回答问题。他评量表由于不是本人回答问题，所以会在一定程度上受到回答者的观念、教育水准、情感倾向等方面的影响。

儿童人格问卷的条目比较多，它与明尼苏达多相人格问卷（MMPI）的内容很接近，而且是同一个机构编制的。儿童人格问卷可以反映儿童性格的多方面情

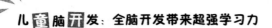
况，信息量比较大。当怀疑儿童有性格和行为上的一些问题，比如说神经质等时，这个量表是比较适用的，因为它对于人格上的偏态比较敏感。

（2）艾森克人格问卷（Eysenk Personality Questionnaire，EPQ）

这是国际上通用的一个常规人格评定量表。这个量表可以测定的年龄范围是8岁及以上。评定的内容包括人格的主要方面，如内外倾向性、情绪的稳定性、神经质性、神经质的程度等。EPQ是一种自评量表，也就是被评对象自己回答问卷中的问题。这个量表条目数少，不用花很多时间，也比较容易填写，评分简单，正常人和异常者都适用，所以用得比较多。只是有一点，这个量表提供的信息相对比较少，不如下面我们要介绍的MMPI提供的信息多。

（3）明尼苏达多相人格问卷（Minnesota Multiphasic Personality Inventory，MMPI）

这是一个目前国际上用得最多也是最具权威性的人格评定量表，有人形象地将这个量表比喻为人格CT，就是说它可以把人格的结构全面地揭示出来。MMPI的适用年龄是14岁以上的青少年和成人。它可以对人格的多方面性质进行评估，包括情绪和精神状况、身心问题以及社会性等。MMPI反映了临床常见的一些症状和相关的心理和行为问题，对于临床诊断和对病人进行较深入的了解很有意义，所以比较受临床医生的喜好，是一个目前临床应用得最多的心理测验量表。但是，由于它的设计思路主要是检查人格和心理变态方面的问题，侧重面主要在"有没有病"的临床检测，所以，对正常人格反映得不多。由于限于14岁以上的人群，因而也有一定的局限性。此外，MMPI的条目很多，费时较长，同时需要受试者具有初中文化程度，这些也限制了这个量表在儿童个性测量中的应用范围。

2. 智能测定

（1）认识智商

讲智能测定，不能不谈一个重要的指标，那就是我们常常谈及的"智商"。我们在谈一个人聪明不聪明的时候，最常用的表示方法就是智商的高低。但是对于智商的含义和它是怎么得来的，估计知道的人并不太多，所以我们先来谈谈智商是怎么回事。

智商是"智力商数"的简称，一般用符号 IQ 表示。IQ 即英文 Intelligence Quotient 的缩写。智商有两种，一种是比率智商，另一种是离差智商。现在国际上用得最多的是离差智商。比率智商是人的智力年龄与实际年龄的比值，计算公式是：智商 = 智力年龄 ÷ 实足年龄 ×100。举例来说，一个 9 岁的儿童，测查结果显示其智力年龄达到了 13 岁，按公式计算，该儿童的智商 =13÷9×100=144.4（分）。又如，一个 14 岁的儿童，测查结果显示其智力年龄刚刚达到 8 岁，按公式算，该儿童的智商为 8÷14×100=57.1 分。智商计算出来的是用数值表示的智力发展的程度。这个数值的重要用途之一，是能够在不同个体间进行相互比较。一般来说，一个正常发育的儿童，他的智商数值应在 100 分左右，即 90 至 110 分之间，在这个范围以外，即为超常或低常智商。上述第一个例子的儿童的智商超过了一般同龄儿童的智商水平，算是智能超常；而第二个例子的儿童的智商明显低于一般同龄儿童水平，故属于智力低下。

比率智商虽然可以用来比较不同被测个体的智力，却有一个不小的问题。比率智商是以人的智力年龄随实足年龄一起增长为基本前提的，然而，实际情况却并非如此。当人到达一定年龄之后，一般为 18 岁左右，智力年龄就不再随实际年龄而增长了，到了老年还有退化的情况。这样，对于超过了这一年龄的人来说，按照智龄与实龄的比值来计算的智商非但不会上升，反而会下降。比如：一

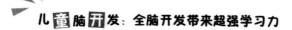

个人在 18 岁时测得的比率智商是 100 分，属于中等水平；到了 22 岁，由于智龄仍为 18，智商就变为 81.8 分；到了 35 岁，智商又变成 51.42 分，属于低下了。这样，就会出现一个人在儿童期智力高，而成年后智力反而下降的现象，很明显，这与实际情形是不符的。

为了解决上述问题，心理学家改进了比率智商的计算方法，发展出"离差智商"。离差智商不再采用智龄的概念，而是根据统计学上的标准差和平均数来计算。一个人的智商用测得的分数与同一年龄组其他人测验分数进行比较来表示。离差智商的计算公式是：IQ=100+15Z。这里的 Z 是标准分数，是根据个体测验分数、平均数以及标准差计算出来的数值，计算方法是用个体测验分数减去团组测验分数的平均值，再除以团组测验的标准差。如果知道了某人的测验分数，又知道他所在的团组分数及其团组标准差，就可以按公式算出他的离差智商。举例来说，张某测验得分是 105 分，他所在的年龄组的平均分是 90 分，标准差是 10 分，则张某的标准分为：（105－90）÷10=1.5。代入前述离差智商公式，得张某智商 IQ=100+15×1.5=122.5 分。再比如，李某测验得分为 85 分，他的标准分则为（75－90）÷10=-1.5。故而李某的智商 =100+15×（-1.5）=77.5 分。离差智商衡量的是被测个体的智力在同龄人中的相对位置，所以不会受个体年龄增长的影响，这样就克服了比率智商难以解决的问题，因而成为目前比较理想的智商计算方法。

（2）不要迷信智商

从上面对智商的介绍，我们明白了智商是怎么回事，它是衡量人智力水平的一种方法。但是我们也要明白，它不是唯一的方法，而且随着我们对智力本质认知的逐渐深入，我们会不断研发出更全面的指标，目前的智商计算方法会随着人们认识的提高而有所变化。

此外，还有一点非常重要，就是智商的测定和计算是依据人们关于智力的理解而设定的。我们在前面也提到了，关于智力的认知有不同的观点，目前最新的理论是加德纳的多元智能理论。而我们这里所谈的智商并不能将人的多种智能成分都测定出来。

再有，从液态智能和晶态智能的划分来看，智商的测定难以涵盖这两种本质上有很大区别的智能成分，因而是不完备的。

最后还有一点需要特别提到，那就是要到专门的机构去测定智商。这是实际操作中会遇到的问题。因为，一方面，智商测定是很严谨的专业性操作，它需要一定时间的培训，施测人员需要具备一定的专业知识才能有效地进行这方面的工作；另一方面，智商测定是严肃的职业行为。这是需要对人负责的工作，测得准不准不是个小问题。还有，智商分数属于个人隐私，不能随意公开，特别对儿童，如果测得的分数比较低，让孩子本人知道了，会严重影响孩子的学习热情，甚至会导致比较严重的后果。另外，由于智商测定在一定程度上会受到人为因素的影响，比如，孩子可能太紧张或者太疲劳，或者施测人员指导语把握得不合适，或是环境有问题，等等，一次测得的结果未必就是定论，不要过于迷信一次测量的结果，不要因为一次结果就给孩子下结论。最后，还有一点要提到，就是智商不是一成不变的，它随着脑功能的发展是会变化的，从这点上来说，也不能因为一两次智商测定就给孩子下定论。

（3）智能测定的一些常用量表

韦克斯勒智力量表

此量表由美国心理学家韦克斯勒编制，通常称作韦氏量表，是目前国际和国内应用最为广泛的一种智力量表。此量表共有三种类型：①韦克斯勒成人智力量表；②韦克斯勒儿童智力量表；③韦克斯勒幼儿智力量表。韦克斯勒成人智力量表是1939年制定的，1955年进一步修订，适用于16岁以上的成人。韦克斯勒儿童智力量表是1974年修订的，适用于6~16岁的小学生及中学生。韦克斯勒幼儿

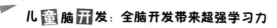

智力量表是 1967 年编制的，适用于 4~6 岁的学前儿童。这三种量表的组成内容大致相同，主要特征是每个量表均由两个部分构成，其一是语言部分，其二是操作部分。每个部分都由五六个分测验组成。

比奈—西蒙量表

比奈—西蒙量表的第一个版本是法国心理学家比奈和他的同事西蒙合作研究，于 1905 年编制的。这个量表用于评定小儿的智力发育状况。该量表包括了 30 个测试项目，主要检查小儿的判断和推理能力。1908 年，他们对这个量表进行了大规模的修改，制成了第二套量表。修改后的量表比原来的量表更为细致，项目由 30 个增加到 54 个，分为 11 个年龄组，从 3 岁到 10 岁，另外还有 12 岁、15 岁以及成人组。

斯坦福—比奈量表

1916 年美国斯坦福大学的特曼教授根据美国的具体情况，对比奈—西蒙量表又进行了修订，后人称之为斯坦福—比奈量表。这个量表比原量表又多了一些项目，内容更为充实。斯坦福—比奈量表又经多次修订，有多个版本，应用较为广泛的是 1972 年的版本。1986 年，斯坦福—比奈量表再次被修订，这次修订后的版本与以往的完全不同，由 4 个分量表、15 个分测验组成，具体包括：①言语推理分量表，由测查词汇、理解、言语关系等能力的四个分测验组成；②抽象 / 视觉推理分量表，由测查临摹和图案分析推理等能力的四个分测验组成；③数量推理分量表，由测查计数、心算和逻辑运算等能力的三个分测验组成；④短时记忆分量表，由测查数字记忆、句子记忆和物体记忆等能力的四个分测验组成。

绘人测验

这是一项简单易行且实用性很强的评估儿童一般智能的方法。比较适合 5~12 岁的儿童。测验只需要一支笔、一张纸和一块橡皮。测验的指导语也十分简单：请你画一个全身的人像出来，画得越全越好。

把绘人作为一种方法来测查儿童的智能已有不短的历史。美国心理学家古迪纳夫于 20 世纪 20 年代开始采用这种方法作为一种智能筛选的手段。20 世纪 60 年代初，心理学家哈瑞斯对绘人测验进行了系统的研究，发现这种方法与其他智商测查结果有明显的相关。美国心理学家科皮茨相继提出了 30 项绘人诊断评定标准。日本心理学家小林重雄提出了绘人测验的 50 分评定标准。绘人测验在美国和日本已经有了广泛的应用。近些年来，这种方法在我国也得到了普遍应用，并且制定了常模和 50 分评分标准。

这个测验对儿童具有较强的适用性，容易操作，评分不难掌握，测验结果同其他量表（如韦氏儿童智力量表）也有较高的相关度。但是，由于通过此测验查出的智能偏于一般性的整体智力水平，反映不了儿童智能发展的多方面特征，所以只能用作比较粗略的智能测查。

瑞文测验

这是一项非言语的智能测验，由瑞文（Raven）编制。由于不受文化及语言因素的制约，瑞文测验在各国有广泛应用，因而也被称为跨文化智力测验。

瑞文测验由一系列图片组成。每张图片包括两部分：一部分是由数个小图组成的按一定规则排列的图案，但其中缺失了一个图；另一部分是一些备选的小图。要求受试者从几个备选的补充小图中选出图案中缺失的小图。瑞文测验可以测查空间知觉、概念形成及推理方面的能力。该测验从易到难共有三个不同水平的版本：①彩色渐进测验，适用于 5~11 岁儿童和智能水准较低者；②标准渐进测验，适用于 6 岁以上的一般人群；③高级渐进测验，适用于在标准渐进测验中获得高分者和智能水平较高者。

3. 脑功能测定

现代脑功能的测定包括了下面几个方面的内容：一个是脑影像的检查，一个是脑生物电的测定，最后还有神经心理学的测定。

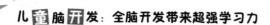

谈到脑功能测定，这里首先有一个问题值得一提。

脑是一个相当复杂的系统，这个系统可在不同的层次上出现问题。对不同层次上的障碍，检查的方法也不一样。有的病人或患儿确实有问题，应该做脑的结构和生理机能上的检查，但亲属和家长们却不一定认识得到这个需要，结果会影响及时的治疗。有的孩子正相反，他们的大脑其实没有什么问题，家长们却过于担心孩子的脑子是不是出了什么问题，反复要求做各种检查，这实在没有什么必要。因此，我们应该了解清楚哪些人需要做检查，以及在哪些情况下应该做哪些检查。

（1）脑的结构及生理机能的检查

脑的结构及生理机能主要通过脑的影像学检查，比如 CT 和 MRI 检查。

CT 是英文 Computerized Tomography 的缩写，其中文全称是电子计算机断层扫描。它是用 X 线对人体进行体层扫描，测得不同层面、不同组织对 X 线吸收系数的信息，然后将这些信息用电子计算机处理，再组成该体层面图像。由于 CT 具有高度灵敏性，即使有 1‰的密度差别都可以在图像上表现出来，故而在临床上有广泛的应用。特别是在神经科，用 CT 对脑部疾病进行诊断现在已是一种常规检查，有时为了更早地了解脑的变化，CT 检查也成为正常体检的一部分，以及大脑保健的内容。

MRI 是英文 Magnetic Resonance Imaging 的缩写，中文名称是磁共振成像。这是继 CT 后，将核物理原理和技术应用到医学实践而在临床诊断上创造的又一项重大突破。MRI 的原理是利用单数质子原子核自行运动的特点，使用磁场改变原子核运动的方向，再用射频脉冲激发原子核而产生磁共振现象。停止射频脉冲发射后，被激发的原子核恢复到原来的平衡状态，并将吸收的能量释放出来，这些能量信号由 MRI 机的探测器接收，再通过电子计算机处理，最后获得完整和清晰的图像。MRI 比 CT 更为灵敏，特别是可以分辨出大脑的白质和灰质，对于大脑病变的诊断更为有效。

fMRI，是英文 functional Magnetic Resonance Imaging 的缩写，中文名称是功能性核磁共振成像，这是近年来发展出来的一种十分先进的检查脑功能的技术，一般也叫脑的功能成像。功能核磁在普通核磁的基础上发展起来，与普通核磁不同的是，它不是对固定的生物器官的形态学检测，而是侧重于动态的机能测定。

（2）脑的电生理检查

EEG 检查

EEG 即脑电图，是一种无创性的对脑的电活动的记录。脑在新陈代谢和进行各种生理机能活动的时候，伴随着生物电现象，EEG 记录的正是这种自发的生物电活动，即脑波。一个脑波是许多神经元在同一时刻的电位差的综合表现。脑电的电压很低，以微伏计，在头皮上记录的脑电波是电极放置部位成千上万个脑细胞生物电活动的总和，然后再经过几百万倍的放大，才成了我们在临床检测中见到的脑电图。

人的脑波有个发育的过程，它随着年龄的增长而逐渐成熟，并且与脑的发育状况紧密地联系着。因此，EEG 检查可以帮助我们评定孩子大脑的发育状况和成熟程度。研究发现，儿童脑波波率的发展与儿童脑的重量的增加呈平行关系。频率由慢变快，由 δ 波到 θ 波再到 α 波。波幅由低至高又降至正常，波形由不规则变为规则，由不对称向对称变化，基线由漂移不定渐至平稳。

正常儿童脑电图在各个年龄阶段的大体变化表现如下：

婴儿期：慢波频率渐增，节律开始向枕部发展。3 个月左右以每秒 4~5 次的 θ 波为主；1 岁时波率为每秒 5~7 次，波幅增高，枕部 θ 波对光刺激有反应。

幼儿期：频率渐增，以 θ 波为主，波幅增高可达 $150\mu V$~$200\mu V$，δ 波幅逐渐降低，对声光刺激有抑制反应。

学龄前期：这时仍以 θ 波为主，波率以每秒 6~7 次为多，波幅逐渐降低，

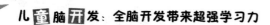
至 $50\mu V$~$150\mu V$，δ 波进一步减少，直至几乎消失，枕部开始出现 α 波节律。

学龄期：θ 波逐渐减少，α 波逐渐增多，波率以每秒 9~10 次为多；枕部 θ 消失，额颞部 θ 波尚存，10 岁后颞部 θ 波呈对称状，但这时的脑电仍不够稳定，对诱发反应灵敏。

儿童的脑电图与成人的脑电图有较大的差别，这种差别直到青春期时仍然存在，不过那时已与成人没有什么本质上的区别了。

表 25-1　脑波及其对应的状态

波形	频率	状态
α 波	8~13 赫兹	轻松状态，大脑清醒放松，容易集中注意力学习、工作，不易被外界事物干扰，大脑不易疲劳。一般人经过专门训练可以主动调节到 α 波状态
β 波	14 赫兹以上	紧张状态，对周围环境很敏感，难于集中注意力，且容易疲劳。绝大多数人清醒时都处于这种状态
θ 波	4~7 赫兹	深度轻松状态，注意力高度集中。一般人须经过长期训练才能调节到 θ 波状态
δ 波	3 赫兹以下	睡眠状态，在深睡状态下才会出现

一般来说，儿童的脑电图异常检出率比成人高，所以 EEG 测定是一种灵敏、实用的检查脑功能的方法。

EEG 异常与智能障碍的程度有一定的关系，智商低下者 EEG 异常率比较高。

脑电图可以用来测定脑的机能活动状态，特别是大脑两半球的偏侧化程度。美国加利福尼亚大学医学中心的研究人员对一些正常被试者做了一项实验。实验中要求每个被试者从事两种不同的智力操作：一种操作要求被试者写下从刚读过的报纸文章中回忆起来的所有事情；另一种操作要求被试者用 16 种彩色的积木去构造一个刚刚记住的模型。每项作业需操作 3 分钟。第一项属于言语性作业，一般认为归左脑负责；第二项属于非言语性的空间操作性作业，一般认为归右脑负责。在被试者进行这两种不同作业的时候，研究者们记录下他们的脑电活动，并比较左边大脑的电波和右边大脑的电波的差别。

实验结果发现，被试者在进行不同的作业时使用着不同的大脑半球。在进行言语性作业时，左边大脑半球的 α 波衰减了，而右边大脑半球的 α 节律仍然保留着。而在进行空间性作业的时候，结果正好相反。研究者采用左边大脑半球的 α 节律与右边大脑半球的 α 节律的比率来观察大脑的使用情况。比率大于 1 表明左脑为主，比率小于 1 表明右脑活动为主。平均起来，这些被试者在书写的时候，上述比率为 1.24，而在积木作业时，比率变为 0.62。特别值得注意的是，这个实验还发现，被试者之间的差别很大，这表明每个人的用脑倾向差别很大，这种测查正可以了解每个人的大脑左右半球的机能特化情况。

EEG 是普通脑电检查，现在还有一种对人的脑电进行测定的方法，叫作 ERP，即事件相关电位检查。这种检查比 EEG 更能够反映人的心理活动。ERP 的原理就是给人一种心理事件的刺激，然后测定人的心理活动电位。它要探测的是一种诱发出来的脑电活动，所以就叫作事件诱发电位。ERP 常用的测查电位指标是 P300 和 N400。这两种脑电活动都是比普通脑电更深入一层的心理活动电位变化。

神经心理学测评

脑功能测评还有一种不需要借助仪器就可以操作的十分实用、有效的方法，即神经心理学测评。神经心理学测评是依据脑与心理的相互关系，通过大量临床和实验研究，总结出来哪些机能活动的变化反映了脑的结构或机能的改变，这样就可以根据被试者的行为操作结果来推知脑的机能状态。对于脑功能开发来讲，这是一种比较实用的测评手段。

神经心理学的测评方法有多种，这里给大家介绍两种，一种是国际上用得最普遍也是标准化做得最为完善的 H-R 成套神经心理量表，另一个是近些年来开

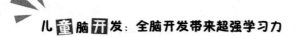
发出来的主要针对认知机能测定的方法——PASS 测评。

H-R 成套神经心理量表

H-R 成套神经心理量表的英文原文是 Halstead-Reitan Neuropsychological Battery，简称 H-R 测评，是国际上应用最为广泛的成套神经心理测验。这套测验最初是作为研究人的"生物性智力"的一种工具，后来逐渐发展为评定大脑功能的标准神经心理量表。"生物性智力"与一般智力测验（比如韦氏测验）中评定的智力不同，它与人的文化背景和所受的教育程度没有直接的关系，但与跨文化智力测验（比如前面提到的瑞文测验）评定的智力内容很接近，只是 H-R 测验更强调大脑的机能，可以检测到大脑皮层不同脑叶的机能。H-R 成套神经心理测验共有三种形式，除了成人量表以外，还有儿童量表和幼儿量表。

PASS 测评

PASS 测评主要针对的是认知机能。为什么要强调认知机能呢？因为智商测定已不能准确反映大脑的机能状态，而且对于家长或老师来说，最需要的是那些可以用来指导教学和提高学业的测评参数，因此，作为了解学生学习活动的基础的认知机能评定就是十分必要的了。

PASS 是 Planning - Attention - Simultaneous - Successive Process 的缩写，代表的是"计划—注意—同时性操作—继时性操作"这样一个系统过程。这是关于人类认知和学习机能的一个全新理论。这个理论基于脑的结构与机能的联系，从现代神经心理学的高度，对认知机能作了系统和深入的探讨，将人的复杂的认知活动过程科学地分解为几个主要的相互关联的部分，提出了全新的认知结构模型，从而可以深入到认知过程的核心，全面地包容人的认知活动的各个方面。这对于了解学生的认知机能、全面提高学生的学习能力，以及科学地开发大脑潜能有着十分重要的意义。

PASS 理论的主要倡导者是加拿大科学院院士、阿尔伯特大学的戴斯等人。他们基于大脑认知科学的大量研究成果，尤其是苏联著名神经心理学家鲁利亚等人的工作，将人类的认知活动分解为四个基本过程，即计划机能、注意过程、同时性操作和继时性操作。这四个过程包含了大脑两半球的偏侧和协同活动，突出了大脑额叶的统合作用，以及脑的基本机能区相互配合的重要原则。基于 PASS 理论发展出来的测评量表的信度和效度已经过验证，而且以世界多个国家数以千计的人的实验为基础，制定出各个年龄段的常模，目前已在美国、加拿大、法国和芬兰等国家应用于脑功能的测量。由于这个量表可以深入探测认知机能的各个方面，满足了人们的需要，因而受到普遍好评。

中国科学院的研究人员基于对现代神经心理学理论的深入探讨，依据国际上采用的 PASS 测评原理，开发出适合我国中小学生检测的 PASS 量表，已在北京地区结合联合国教科文组织开展的"提高中小学教育质量联合革新计划"（简称为 JIP 项目[1]），在数十所中小学内展开评测。PASS 评测的结果理想，有利于教师和家长了解学生的学习潜能，识别学习障碍和行为障碍，有较强的教学实用性，受到施测学校和家长们的普遍欢迎。

1　JIP 项目是联合国教科文组织与我国北京、山西、湖北、河北等地区的教育科研机构和学校
　　合作展开的一项全国性科研项目，是以建构学生主体地位为核心、以主体教育思想为指导
　　思想的研究课题，目的是提高学生的学习质量和全面素质。

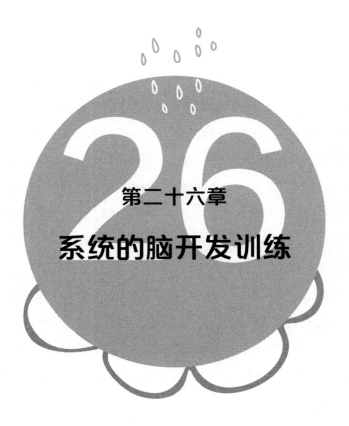

第二十六章

系统的脑开发训练

脑科学提要

¤ 额叶是大脑的司令部

¤ 胼胝体是两侧大脑半球信息交流的主要通道

¤ 人脑有强大的表象操作能力

¤ 多重感觉的融合是知觉和符号形成的基础

¤ 系列性加工和同时性加工是人脑的两大主要信息加工模式

1. 系统的脑开发训练法的基本要求

前述我们看到了脑功能是可以开发的，而且现在有了专门的学科研究这方面的内容。但是，在正规的学校教育里，目前还找不到专门的脑功能开发课程。而培训市场上已经出现了大量这方面的训练内容，只是真正按照科学的方法，依据脑的发育规律而进行的训练还是很少，这也给家长们带来了不少困惑，不知道选择什么样的机构，进行哪种脑开发训练才可以真正起到培育脑功能的作用。

脑功能开发是一项科学性要求很高的教育训练活动，这是因为脑的开发一定要建立在脑科学研究的基础之上，脑功能开发要遵循脑本身的生理发育以及脑功能发展的规律，具体的操作要符合脑的生理发育过程和人的心理发展的需求。

脑功能开发是人类对自身认识的拓展，这是一个伟大的创举，但不能随心所欲，人类大脑的开发要沿着人类大脑演化的方向进行，否则是行不通的。违背人类自身的生物学特性，盲目而偏激地对自身进行改造，最终不仅不会起到预期的效果，甚至还会适得其反，这样的事情并不是没有发生过，相关的经验教训是需要我们认真总结和吸取的。

（1）什么才是科学的大脑开发训练方法？

为此，我们做了较为广泛的调研，不仅包括国内，还包括国外，不仅研究学术期刊，还搜集了大量民间的资料，结果发现世界各地从事教育和培训的人们根据自己的教学和实践，发展出了很多具体的脑功能开发方法，有了不少经验，其中也不乏一些比较有成效的内容。但是，到现在为止，还没有一个统一的能够被

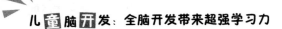

公认的评估手段来鉴定这些内容中哪种最科学、最可行，哪种不大可行，哪种不可行，哪种方法对大脑的发展和潜能的释放有效，哪种方法未必有效，或可能根本没有效果。所以，我们目前还不能武断地对这些脑开发的方法下结论。

不过，我们可以参照当前大脑科学研究的成果，也就是前面提到的各相关脑科学研究领域中的知识和发现，从脑开发需要遵守的基本前提出发，来探讨和界定具体训练方法的科学性。

（2）脑开发需要遵守哪些基本前提？

我们开发孩子大脑的目的是想通过科学训练塑造一个更加健全的大脑，让人生更加完美。最直接的一个效果是能更有效地提高孩子的智能素质，这就引出了三个最基本的前提：

其一，要顺应脑演化的方向，不要逆着演化的方向操作。

其二，开发和训练的内容应该是脑的基本机能，这是基础性的要求。这些基本机能构成了智能素质的核心，开发和训练的内容不应是建立在这些基本机能之上的上层建筑（如知识本身），而应是使知识和技能得以发展的大脑活动的基础。

其三，训练的内容是那些确实可以提高的机能，而不是那些训练与否对人的智能素质没有什么改变的内容，这是有效性的要求。

2. PCMISS 及操作

通过多年的研究和实践，我们在总结国内外大量经验的基础上，开发出一套既符合脑科学的基本要求，又遵守前述三个前提的脑开发训练系统：PCMISS。经过长达三十多年的研究，几十万孩子的实践证明了这个系统的科学性和有效性。

什么是 PCMISS 呢？它是个缩写，包括了六个方面的内容：

第一，Planing and Execution，计划和执行机能；

第二，Collaboration Between Left and Right Hemisphere，左右脑半球的协调机能；

第三，Multi-Sensory Integration，多重感觉整合处理机能，即视觉、听觉、体觉等多重感觉的联合处理；

第四，Mage Manipulation，表象运作机能；

第五，Successive Information Processing，继时性信息处理机能，指的是对在时间维度上展开的信息处理机能；

第六，Simutaneous Information Processing，同时性信息处理机能，指的是对空间维度上展开的信息处理机能。

需要特别说明的是，这六个方面不仅构成了脑开发训练的基本内容，还清楚地标示出脑开发涉及的具体的脑功能及其解剖部位：

P：大脑额叶的机能；

C：胼胝体的机能；

M：大脑半球的顶、颞、枕叶的联合皮质的机能，以及皮层和皮层下部位，基底节、丘脑、小脑等部位的联合处理机能；

I：顶、颞、枕叶在形成和运作表象的机能；

S1：客观世界中的信息可以在两个维度上展开，即时间和空间，人的大脑也特化了相应的半球来处理这些信息，系列化的或在时间维度上对展开的信息进行处理的主要是大脑左半球的机能；

S2：同时性的或在空间维度上对展开的信息进行处理的主要是大脑右半球的机能。

如此，PCMISS 就包括了上—下、左—右、前—后的操作，从而可以全方位地系统开发脑的各个部位。

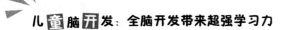

（1）计划和执行机能

大脑额叶是人脑中最重要的部分，也是最后发育成熟的部分，并且也是我们的意识，以及人之所以区别于其他动物的部分。其他的部分，低等动物和人类基本上是共有的，也不是人类最有标志性的。

额叶是我们的意识所在地，也是我们产生同情心及有目的的行为的所在地。由于它成熟得最晚，又是人类控制自己行为的部位，所以对额叶的训练也最为重要。

前面对额叶的重要性已经有了不少说明，在这里，我们来看看额叶训练。额叶的训练内容很多，不仅包括元认知、深度学习，还涉及时间管理、工作记忆，以及如何形成计划，如何有效执行，如何分配注意，如何管理行为等。此外，还要特别注意的是，额叶的训练不仅可以有效提升智能素质，还可以有效促进各种社会功能的成熟，因为额叶这个部位的发展与情商也密切相关。一个人能不能较好地适应社会，从脑的角度来看，也就是额叶机能是否很健全的问题。额叶是统领大脑其他各部位的司令部，额叶的机能是人类生活、学习和工作的基本前提。尽管额叶机能如此重要，却被社会上各种脑开发训练所忽略。有鉴于此，我们开发了系统的额叶机能训练，即 P 训练课程，同时备有相应的操作用品和教具。

最后，还要提及一点，那就是由于额叶是人脑中最晚成熟的部分，计划和执行机能的训练至少可延续至成人阶段。

计划和执行机能的训练可以通过让学生完成一些需要计划的认知作业进行。比如，迷路求生就是很好的方案。又比如，可以让学生进行汉诺塔的操作，这在前面讲大脑额叶的机能时已有阐述。还可以在学生做数学题的时候，进行元认知的操作。

（2）左右脑半球的协调机能

胼胝体是联结两个半球的巨大纤维束，采用各种具体的操作，明确把它作为培育的部分而进行塑造是一个重要创新。在美国神经心理学家斯佩里因两半球分工的突破性研究获得诺贝尔奖之后，人们便展开了如何在教学中应用左右半球的理论来进行脑开发的实践，结果发现：单纯的右脑开发效果并不理想，两脑协作才是最重要的内容。而两半球协调合作的物质基础恰恰主要就是胼胝体及其机能，因为左右半球的信息交流主要就是通过胼胝体进行传递的。著名钢琴演奏家的胼胝体会比普通人大出 15%，这个结果清楚地证明了训练的效果。左右手配合，正是弹钢琴最需要的操作，可以直接训练人的胼胝体；此外，还有大量的需要左右脑信息交流的方式，同样可以促进胼胝体的发育。

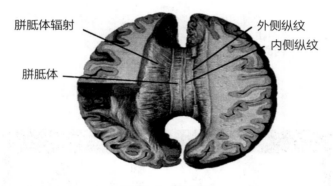

图 26-1　胼胝体

　　左右脑半球的协调机能的训练在具体操作中已经落实到一系列左右脑信息整合的运作。可以让学生进行"图—文"转换的游戏，给学生一幅画，让他用语言表述出来，或是给他一段文字内容，让他依据内容画出一幅图来。这种操作就需要左脑和右脑的配合，因为图在右脑，字在左脑，这种配合就是胼胝体在发挥作用。还可以通过让学生进行只有当左右手能够很好地配合才能完成好的作业来训练，比如双手协调器等。

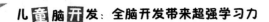

（3）多重感觉整合处理机能

多重感觉整合处理机能涉及大脑半球外表面的颞叶、顶叶和枕叶，专注于这几个脑叶的联合皮层，强调视、听、触等多重感觉信息的联合处理。而且，多种感觉处理机能不仅涉及大脑皮层，还需要皮层下脑结构的参与，即丘脑、基底节、小脑等。

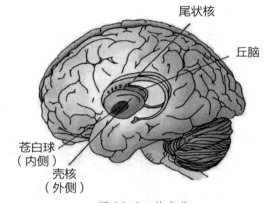

图 26-2　基底节

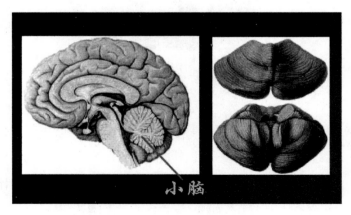

图 26-3　小脑

多种感觉处理机能的训练是以锥体和锥体外系相互配合的操作，对皮层和皮层下结构的协作进行有针对性的训练。同时，这种训练还将传统感统训练的内容上升到了运用机能的层次，对儿童的书写和技能性操作，以及与学业相关的项目进行了专门化的训练。

多种感觉处理机能的训练可以让学生进行"视觉—听觉—动作"的联合游戏。比如，给学生呈现一张黄色的卡片，老师说"黄"，要求学生伸出左手，老师说"红"，则要求学生伸出右手。即当视觉信息与听觉信息一致的时候做出一种动作，当视觉信息与听觉信息不一致的时候，做出另一种动作。这种多种感觉和动作结合的游戏可以多种多样，这些都需要大脑多种感觉及动作联合操作才能完成。

（4）表象机能

表象机能操作的脑定位目前还不是很清楚，表象是很复杂的心理过程，有视觉表象、听觉表象、触觉表象、动觉表象等，涉及的脑的部位比较广泛。临床神经心理学研究还没有确定它的具体定位，但至少可以说它涉及大脑皮层的多个脑叶。表象机能的运用是让我们大开眼界的各种特殊能力的基础，比如珠心算、快速记忆等。表象机能的训练可以让孩子的大脑潜力得到极大的发挥。

训练表象机能可以让学生进行一些表象形成和记忆方面的活动。比如，给学生呈现一张无意义的复杂点儿的图形。所谓无意义的复杂点儿的图形指的就是很难用言语表述的，不能仅用一个简单的名称就能描述的图形，比如，三角形和五角星就不属于此类，因为三角形可以用"三角形"这个名称来描述。然后，让学生看一会儿，看的时间一般不超过半秒钟，随后就让学生默着画下来。要想完成好这个作业，就需要有较强的表象形成和记忆功能。给学生看的图形可以不断地增加难度，学生的表象操作能力也就会不断地得到提升。

（5）继时性信息处理机能

继时性信息处理机能主要是左脑的机能。对在时间维度上展开信息的处理，

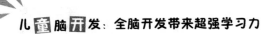

左脑是优势半球。左脑的训练有多种方式，学校里进行的符号化逻辑学习，比如数学等，都是这类操作。

PCMISS训练从信息处理的源头出发，将训练项目集中在处理系列信息必需的能力上，并进行分类的专门化训练，比如扩充听觉性工作记忆的空间、提取系列性信息的操作等。继时性信息处理机能的训练会对学生的学业起到意想不到的效果，学生不必再用题海战术来应对考试，这不仅解放了学生，也让大脑的左半球有了更好的展示其原本机能的机会。

继时性信息处理机能的训练可以通过扩充学生的短时记忆空间来进行，比如让学生正背数、倒背数，或是心算两位数乘法。经验表明，心算两位数乘法是一项很有挑战性的，能提升短时记忆空间的训练手段。另外，逻辑思维的操作也是很有效的继时性信息处理机能训练。进行这类操作的时候，都需要大脑进行系列化操作，需要对在时间序列中展开的信息进行识别、整合、汇集、运作。

（6）同时性信息处理机能

同时性信息处理机能主要是右脑的机能。对在空间维度上展开信息的处理，右脑是优势半球。在这里，我们特别强调对同时性操作机能的训练，也就是对没有按时间序列展开的信息的处理，比如对复杂画面的理解、对各种空间信息的操作。同时性操作是人有别于计算机运行的特殊能力，但是由于人类发明了符号，以及符号随之而来的巨大优势，这种能力在学校教育中已经得不到重视和培育，它却是一种无法替代的重要的生存能力，而且还是人类进行创造性思维的基础。千万不要忽略它，正好可以通过训练补足它，这样做定会创造奇迹。

训练同时性信息处理机能可以让学生"画反画"。"画反画"指把一幅反着呈现的画，画成正常摆放时学生看到的样子。为什么要这样操作呢？因为如果给学生一幅正的图案，也就是正常摆放的画让他临摹，他会借助左脑对这幅图案进行分析，学生在画的时候，也会应用大量的系列化的信息操作，这条线在哪里，那条线应该在哪个部位，这些都很容易通过系列化的操作来实现。而当画是反着放的，而学生又必须把它画成正着放的时候，左脑的系列化信息操作机能就很难发挥出来了。这时，学生右脑的同时性操作机能就成为主导的信息操作方式，他需要对整个画面以及各个组成部分相互之间的关系进行整体性的同时感知和运作，同时性信息处理机能也就在这个过程中得到了有效的训练。

以上这六个方面并不能包括脑开发训练的全部内容，而是从目前的实际情况来看，这六个方面反映了脑开发训练最基本和最重要的要求。换句话说，这六个方面包括了最基本的和最有实效的内容。目前社会上有不少脑开发培训机构，一些学校和幼儿园也在进行这方面的工作，方法有很多种，涉及脑功能开发的很多方面。我们在这里仅列出了六个最基本的内容，但这并不代表我们否定其他方面的内容、采用其他训练方法的合理性，以及其他训练方法对脑功能开发的积极有效性；而是说，如果我们从这六个方面的训练开始，可以比较有把握地获得比较明显的开发效果，更容易实现开发大脑功能的目的，至少可以少走弯路，更迅速地提高学生的智能素质。

3. 训练效果

PCMISS 训练已经在全国各地展开，并且取得了丰硕的教学成果。

举例来说，早在 2003 年 6 月，中国科学院心理研究所 101 课题组对全国 6 个地区（江苏省、广东省、云南省、北京市、宁夏回族自治区、长春市）的儿童认知发展水平进行了比较测定。长春市被测试的正是进行了脑功能开发实验的小学（安达小学）。结果发现，该校被测试学生的认知发展水平在各个年龄段均高于其他地区。对此，研究人员进行了深入的比较研究。2004 年，在长春抽查了另外两所学校，对参加 PCMISS 脑功能开发的实验班的学业成绩与没有进行这项

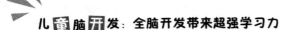

实验的对照班的学业成绩进行了比较，得出下面的结果。

表 26-1 实验班与对照班学生的学业成绩比较

班级	全班最低分	优秀率
实验班	90	97.62%
对照班	80.5	73.91%

从结果中我们可以看到，进行 PCMISS 脑功能训练的实验班的学业成绩明显超过了没有进行 PCMISS 训练的对照班的学业成绩。

与此同时，研究人员对这两个班学生的大脑功能又进行了多项测试，并用综合性的分值来表示功能状态。结果如下表。

表 26-2 实验班与对照班学生的脑功能评分比较

班级	全班最低分	优秀率
实验班	79	92.6%
对照班	48	81.73%

从以上两个表中可以明显看出，实验班和对照班的学生在学业上的差别与脑功能上的差别有明显相关，实验班学生的脑功能状态与他们的学业表现是一致的。